Carl-Auer

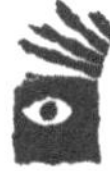

Vom Navigieren beim Driften

Fritz B. Simon/Gunthard Weber

„Post aus der Werkstatt" der systemischen Therapie

Sechste Auflage, 2022

Layout und Satz: Verlagsservice Hegele, Heiligkreuzsteinach
Umschlaggestaltung: WSP Design, Heidelberg
Umschlagbild: © The New Yorker Collection 1989 Robert Mankoff
from cartoonbank.com. All Rights Reserved.
Printed in Germany
Druck und Bindung: CPI books GmbH, Leck

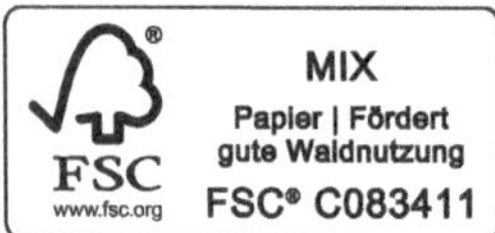

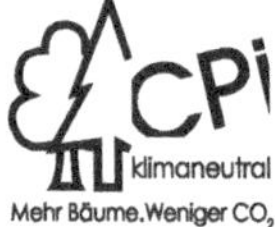

Sechste Auflage, 2022
ISBN 978-3-89670-878-6 (Printausgabe)
ISBN 978-3-8497-8407-2 (ePub)

Bibliografische Information der Deutschen Nationalbibliothek:
Die Deutsche Nationalbibliothek verzeichnet diese Publikation in der Deutschen Nationalbibliografie; detaillierte bibliografische Daten sind im Internet über http://dnb.d-nb.de abrufbar.

Informationen zu unserem gesamten Programm, unseren Autoren und zum Verlag finden Sie unter: **https://www.carl-auer.de/**.
Dort können Sie auch unseren Newsletter abonnieren.

Carl-Auer Verlag GmbH
Vangerowstraße 14 • 69115 Heidelberg
Tel. +49 6221 6438-0 • Fax +49 6221 6438-22
info@carl-auer.de

Inhalt

Vorbemerkung

Es gibt offenbar im Bereich der Psychotherapie so etwas wie „Untergrundpublikationen“, d. h. das Kopieren und Weiterreichen von Artikeln und Pamphleten, die nicht im Handel erhältlich sind. Allerdings ist der Hintergrund für derartige Aktivitäten nicht ein politisches Verbot wie bei vergleichbaren Fällen in der Geschichte, sondern schlicht und einfach, dass die Publikation der betroffenen Texte schon einige Zeit zurückliegt und sie – ganz in Widerspruch zu den so manifest werdenden Bedürfnissen der Leser – nicht wieder neu gedruckt wurden. Als Beispiel für diese Art der Hand-zu-Hand-Verteilung bzw. des publizistischen Mundraubs kann die sogenannte *Post aus der Werkstatt* angesehen werden, eine Reihe von Kolumnen, die in der Zeitschrift FAMILIENDYNAMIK zwischen 1987 und 1993 in lockerer Folge veröffentlicht wurden und sich mit unterschiedlichen Fragestellungen der systemischen Therapie beschäftigten. Die Wahl der Themen war von der höchst subjektiven Bewertung der Autoren bestimmt, und der Stil der Artikel war nicht unbedingt so, wie dies in einer seriösen Fachzeitschrift zu erwarten war: Man merkte, dass die Autoren (wir: F. B. Simon und G. Weber) ihren Spaß beim Schreiben hatten. Und als sie (wir) keinen Spaß mehr daran hatten, hörten sie (wir) einfach auf …

Jetzt, nachdem wir wieder Spaß daran gefunden haben, gemeinsam zu publizieren, werden wir immer wieder auf die *Post aus der Werkstatt* angesprochen. Warum wir nicht weitermachen? Warum wir die bislang erschienenen Beiträge nicht als Buch publizieren? Warum wir überhaupt aufgehört hätten? usw.

Einige dieser Fragen stellten wir uns auch selbst. Sollten wir die bisherigen Kolumnen nicht als Buch veröffentlichen? Antwort: Ja, denn die Themen haben nichts von ihrer Aktualität verloren! Sollten wir nicht weitere Artikel schreiben, um das ganze Feld der systemischen Therapie abzudecken, am besten auch noch gleich das der Aufstellungsarbeit? Antwort: Im Prinzip ja! Aber dagegen sprechen viele Gründe: Erstens ist es schwer, einen Schreib- und Denkstil, den man von zehn Jahren praktiziert hat, wieder aufzunehmen, ohne dass das Ganze etwas Aufgesetztes bekommt; zweitens wäre es vermessen, alle relevanten Aspekte in der Manier eines Lehrbuches in solch einer Form abhandeln zu wollen; und drittens müssten wir, vor allem im Blick auf die Aufstellungsarbeit, die für den einen von uns in den letzten Jahren große Bedeutung gewonnen hat, sehr viele Vorannahmen klären, was ebenfalls die einmal gewählte Form sprengen würde. Konsequenz: Wir redigieren und drucken das, was wir haben, nicht ohne es vorher noch einmal kritisch daraufhin zu sichten, ob es heute überhaupt noch stimmig ist (so groß ist unser Vertrauen in die fachliche Kompetenz des grauen Markts der Raubkopierer eben doch nicht).[1]

So kommt es, dass dieses kleine Büchlein nicht alle für die systemische Therapie relevanten Themen behandelt und viele Fragen offen bleiben müssen, aber doch genug, um wichtige Aspekte des therapeutischen Alltags neu zu beleuchten. Zur Abrundung haben wir noch einige Abbildungen beigefügt, die im Original nicht enthalten waren, aber oft besser als unsere Worte ausdrücken, worum es wirklich geht. Unsere Hoffnung ist, dass dem Leser so eine gewisse Gelassenheit in dem ernsten und aufregenden Handwerk der Psychotherapie, sei sie nun systemisch oder nicht, erleichtert wird.

Heidelberg, im Sommer 2004
Fritz B. Simon und Gunthard Weber

1 Einen der Artikel, den letzten, mit dem Titel „Systemische Spieltherapie I" haben wir hier unterschlagen; zum einen, weil es nie zu einem Artikel mit dem Titel „Systemische Spieltherapie II" kam, zum anderen, weil er stilmäßig aus dem Rahmen fiel und alle Merkmale eines Einleitungskapitels eines Lehrbuchs aufwies. Sein Inhalt findet sich, wenn auch nicht wörtlich, in dem Buch Zirkuläres Fragen von F. B. Simon und C. Rech-Simon (Carl-Auer Verlag, 1999).

Vom Navigieren beim Driften

Die Bedeutung des Kontextes der Therapie

Wer einen spannenden Bade- und Segelurlaub verbringen will, sollte einige Grundregeln beherzigen: Ganz generell gilt, dass überraschende Momente und neue Erfahrungen erheblich intensiver erlebt werden können, wenn man es vermeidet, genauere Auskünfte über die jeweiligen geographischen Gegebenheiten und lokalen Besonderheiten einzuholen, bevor man sich selbst oder sein Boot zu Wasser lässt. So ist es immer wieder eine große und unerwartete Freude, wenn man in einen Seeigel tritt, beim Sprung ins vermeintlich tiefe Wasser auf Widerstand stößt oder auf hoher See bemerkt, dass der Kompass kaputt und die Seekarte veraltet ist. Wenn es dann obendrein unübersehbar wird, dass der an Land so selbstbewusst wirkende Kapitän seine Qualifikationen in der Badewanne erworben hat und der Rest der Mannschaft sich nicht einigen kann, ob nun lediglich in

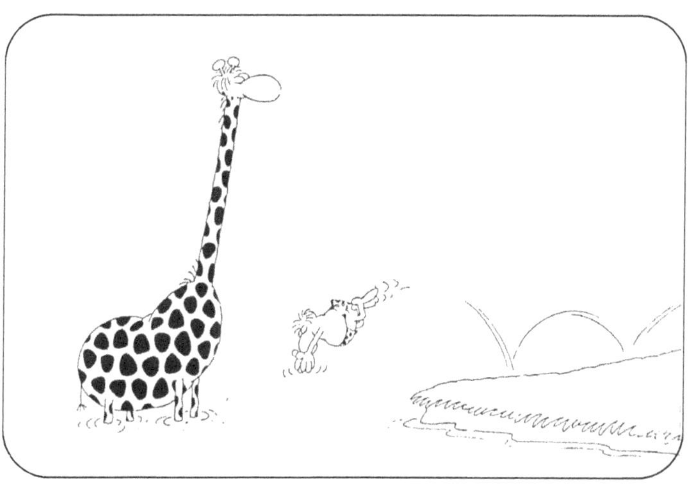

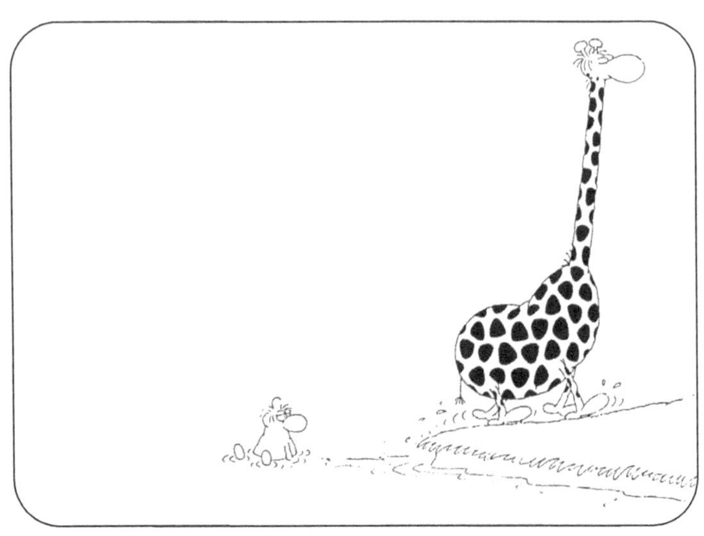

Landnähe geschippert oder die Südsee angesteuert werden soll, so hat man nachher auf jeden Fall eine gute Geschichte zu erzählen – im Idealfall kann man sogar ein Buch darüber schreiben, wie man sich fachgerecht treiben lässt.

Nun kann man sich aber darüber streiten, ob therapeutische Arbeit nach den Prinzipien des Abenteuerurlaubs gestaltet werden sollte. Wer auch während der Dienstzeit gerne ins Schwimmen kommt und nicht darauf verzichten möchte, baden zu gehen, kann das oben Gesagte einfach in seinem Arbeitsalltag anwenden. Er sollte dann besser auch an dieser Stelle aufhören, weiterzulesen. Demjenigen aber, der etwas mehr Wert auf Berechenbarkeit legt, bietet sich eine zwar spießige, aber bewährte Orientierungsmöglichkeit: das Sich-im-Voraus-Erkundigen, wo die Chancen, auf Grund zu laufen oder abgetrieben zu werden, am größten sind.

Ein weitverbreiteter Aberglaube unter Therapeuten ist, sie selbst würden darüber entscheiden, was sie sagen oder tun. Dies ist mit der Aussage des Urlaubers zu vergleichen, der sagt: „Ich mache einen Kopfsprung ins tiefe Wasser." Ob es ein Sprung ins tiefe Wasser wird oder nicht, entscheidet er nicht allein. Er muss sich mit den geographischen Bedingungen darüber „einigen", ob seine Aussage passend ist.

Alles, was ein Therapeut macht oder sagt, ist in seiner Bedeutung von dem Kontext bestimmt, in dem es gemacht, gesagt oder gedeutet wird. Wer also wissen möchte, welche Folgen sein Handeln haben kann, sollte sich ein Bild von dem Seegebiet, in dem er sich aufhält, machen und überprüfen, ob seine Karten mit denen der übrigen Mannschaft und der Passagiere übereinstimmen: In welchen verschiedenen Kontexten können seine Worte und Taten welche unterschiedlichen Bedeutungen gewinnen?

Unsere praktische Erfahrung legt uns die Faustregel nahe, dass jede Minute, die man zu Beginn einer Therapie darauf verwendet, ihren Kontext zu klären, später mindestens eine Stunde der Therapiezeit erspart (wenn nicht gar Tage, Monate oder Jahre als Schiffbrüchiger auf einer einsamen Insel). Aber auch immer dann, wenn der therapeutische Prozess festgefahren erscheint oder es – im anderen Extrem – zu Eskalationen während der Sitzungen kommt, bietet die erneute Thematisierung des Kontextes einen probaten Ausweg aus vielen Notsituationen.

Von den zahllosen Rahmenbedingungen, welche therapeutische Prozesse beeinflussen bzw. durch sie beeinflusst werden, wollen wir diejenigen, deren Betrachtung sich für uns am nützlichsten erwiesen hat, kurz beschreiben. Ganz generell und banal kann gesagt werden, dass die Therapie für den Therapeuten im Allgemeinen eine andere Bedeutung hat als für die Patientinnen[1]. Da man in der Interaktion nicht einseitig Kontrolle über die Beziehung ausüben kann, ist es dem Therapeuten unmöglich, den

1 Der Satz gilt natürlich auch für Therapeutinnen und Patienten, Therapeutinnen und Patientinnen, Therapeuten und Patienten sowie bisexuelle Teams und gemischtgeschlechtliche Familien.

Kurs der Therapie einseitig zu bestimmen. Er muss sich – um hier ausnahmsweise einmal in einem Bild zu sprechen – auf die Witterungs-, Wasser- und Windverhältnisse einstellen. Das heißt aber weder, dass es ihm unmöglich wäre, ein Ziel anzusteuern, noch dass er hilflos driftend der Strömung ausgeliefert wäre. Voraussetzung für jegliche Navigation ist die Bestimmung des eigenen Standortes. Hier einige Anregungen, wie man durch die Berücksichtigung des Kontextes der Therapie eine Orientierung für sein therapeutisches Handeln gewinnen kann:

Man schaue auf ...
1.) ... die Institution, in der man arbeitet („Mit wem sitze ich in was für einem Boot?")

Wer als Therapeut oder Berater in irgendeiner Institution arbeitet, tritt einem Patienten, Klienten, einer Familie oder einem sonstwie zu beratenden sozialen System nicht als Privatperson gegenüber: Er wird stets als Repräsentant gerade dieser Institution wahrgenommen, ihr gesamtgesellschaftliches Bild, ihre Funktionen und Aufträge prägen die Erwartungen an ihn.

Es macht einen Unterschied, ob sich ein Paar wegen seiner Eheprobleme an eine Beratungsstelle der Caritas oder der Pro Familia wendet. Das kann natürlich auch vom Zufall bestimmt sein; wenn aber nicht, so ist damit auch etwas darüber gesagt, welche unter all den auf dem Markt angebotenen Problemlösemöglichkeiten dieses Paar bevorzugt. Die Wahrscheinlichkeit, dass die Klienten einer Caritas-Beratungsstelle erwarten, dass ihnen zu einer Scheidung oder zur Unterbrechung einer Schwangerschaft geraten wird, dürfte geringer als bei der Klientel von Pro Familia sein.

Wie sehen also die Kunden einer solchen Institution deren Aufgaben, Werte und Reputation? Welchem gesellschaftlichen Aufgabenbereich wird sie eher zugerechnet: dem der sozialen

Kontrolle, der Hilfe, der Beratung, dem medizinischen Bereich etc.? Wenn eine Familie von sich aus wegen des Verhaltens eines heranwachsenden Kindes eine psychiatrische Institution oder einen Psychiater hinzuzieht, so sagt sie damit nicht nur, wie sie selbst das Problem sieht, sondern auch, welche Art der Problemlösung sie erwartet.

Unabhängig davon, wie er von außen gesehen wird: Der Therapeut ist den Regeln der Institution oder Organisation unterworfen. Sie begrenzen seinen Handlungsspielraum. Was er mit den Klienten oder Patienten macht, hat Rückwirkungen auf ihn als Mitglied dieses Systems. Ein Schulpsychologe, der einem Schüler (auf der Suche nach einer „paradoxen" Verschreibung) rät, nicht zur Schule zu gehen, kann in Schwierigkeiten geraten, falls sich die Eltern des Schulverweigerers darauf (ihrerseits paradox intervenierend) ans Schulamt wenden.

Fragen Sie Ihre Patienten doch beispielsweise einfach einmal:

Wie sind Sie auf die Idee gekommen, sich gerade an mich (diese Beratungsstelle, Poliklinik etc.) zu wenden? Was erwartet Ihr Mann, was in einer psychiatrischen Ambulanz getan wird? Wenn's nach Ihrer Frau gegangen wäre, welche Stelle hätten Sie dann zu Rate gezogen? Was müsste ich tun, damit X (Y etc.) zu dem Schluss kommt, dass Sie hier an der falschen Adresse sind?

2.) … den Überweisungskontext („In welchem Reisebüro ist die Kreuzfahrt gebucht worden? Von wem?")

Die Beziehung zwischen Therapeut und Patient/Familie beginnt lange bevor sie sich zum ersten Mal die Hände schütteln und freundlich lächelnd oder beklemmt dreinschauend im Sprechzimmer gegenübersitzen. Irgendjemand hat den Rat gegeben, zu einem Therapeuten oder in eine Institution, zu einem bestimmten Therapeuten oder in eine bestimmte Organisation zu gehen. Dieser Jemand kann eine Person aus Fleisch und Blut sein (z. B. der Hausarzt, die Medizin studierende ältere Schwester des Symptomträgers), beliebt sind aber auch Zeitschriftenartikel und Bücher („Reiseberichte"). Unsere Fragen gelten daher der Beziehung der überweisenden Person zu den Familienmitgliedern und ihren Sichtweisen: Ist sie neutral oder parteilich, d. h., hat sie besonders enge oder distanzierte Beziehungen zu verschiedenen Familienmitgliedern? Welche Folgen hätten Veränderungen der Symptome für die Beziehung des Überweisers zu den (anderen) Familienmitgliedern (besonders dann, wenn ein Familienmitglied der Überweiser ist)? Wie ist die Beziehung des Überweisers zum Problem? Ist er professionell oder als Amateur (d. h. wörtl.: Liebhaber) damit beschäftigt? Was definiert er als Problem und wie erklärt sie es sich? Was denkt sie, was getan werden müsste? Mit welchen anderen Familienmitgliedern teilt er seine Sichtweisen? Wessen Sichtweise ist sie am ähnlichsten?

Gab oder gibt es Personen, die abgeraten haben, eine solche Form der Therapie zu versuchen? Wie sind ihre Beziehungen zu den Familienmitgliedern? Was sind ihre Befürchtungen?

Wie ist die Beziehung des Überweisers zum Therapeuten bzw. wie ist die Beziehung der Organisationen, denen beide angehören, zueinander? Es macht einen Unterschied, ob jemand, der als Patient die Erfahrung einer erfolgreichen Therapie mit dieser Methode, diesem Therapeuten oder dieser Klinik gemacht hat, oder ob ein rivalisierender Kollege, der sich nach langem Mühen mit seiner Methode gescheitert sieht, überweist. Der Erfolg oder Misserfolg der Therapie hat in jedem Falle Rückwirkungen auf die Beziehung des Therapeuten zum Überweiser. Wenn der zum Beispiel für den weiteren beruflichen Werdegang des Therapeuten wichtig ist, kann es leicht dazu kommen, dass der Therapeut mehr vom Patienten bzw. der Familie will als umgekehrt. Dann aber begibt er sich de facto in die Macht der Patienten, hat den größeren Leidensdruck als sie und auch die größere Therapiemotivation.

Fragen Sie beispielsweise:

Was hat Ihren Hausarzt denn veranlasst, Sie in eine Ehe- und Familienberatungsstelle zu schicken? Denkt er eher, dass die Familie die Ursache des Problems ist, oder denkt er, hier könnten die Hilfsmöglichkeiten der Familie besser erkannt und genutzt werden? Wer in der Familie stimmt mit seiner Sicht am meisten/am wenigsten überein? Für wie groß hält der/die Überweisende die Chance, dass sich durch Gespräche hier eine Veränderung ergibt?

3.) ... gleichzeitige Kontakte zu anderen Helfern und Einrichtungen („Wie viele Kapitäne versuchen das Schiff zu steuern?")

Besonders bei so genannten Multi-Problem-Familien findet man sich als Therapeut schnell in der wohl vertrauten Gesellschaft sich gegenseitig kompetent behindernder Kollegen, die allesamt sicherlich nur das Beste für die Familie wollen. Erfahrungsgemäß hat man nicht sonderlich viel Einfluss auf das, was die lieben Kollegen tun (sie auch nicht auf das, was man selber macht); aber man kann zumindest herausfinden, was sie – in den Augen der Familie – für den Weg halten, der beschritten werden sollte. Sind sie parteilich? Ist einem selbst die Rolle zugedacht, ein Gegengewicht zu bilden etc.?

Die Mitglieder einer Familie stehen häufig schon ohne Helfer in Loyalitätskonflikten. Wenn man mit den Kollegen konkurriert, so wird man die einzelnen Familienmitglieder auch ihren Betreuern gegenüber in solche Klemmen bringen.

Ein paar mögliche Fragen:

Was hält der Einzeltherapeut Ihrer Frau von Paargesprächen? Wie erklären Sie sich, dass sich so viele Ämter und Personen in Ihre Familienangelegenheiten einmischen und Ihnen nicht zutrauen, allein zurechtzukommen? Angenommen, die Familie könnte nur eine fremde Hilfsperson haben, auf wen würde sie sich einigen? Angenommen, über Nacht würden die Probleme verschwinden, welcher der Helfer würde es zuerst merken? Wie würde sich seine Beziehung zu den verschiedenen Familienmitgliedern verändern? Wer würde welchen Helfer am meisten vermissen, welcher Helfer würde die Familie am meisten vermissen? Wenn wir den Kollegen X ärgerlich auf uns machen wollten, was müssten wir Ihnen dann raten?

4.) … die Vorerfahrungen der Patienten/Familien wie auch der psychosozialen Helfer („Welcher Schiffbruch war der angenehmste?")

Bevor irgendwelche Helfer hinzugezogen werden, versuchen Familien im Allgemeinen, ihre Probleme selbst zu lösen. Nur zu oft werden durch diese „Lösungen" neue, größere Probleme erzeugt. Wenn außerfamiliäre Hilfe gesucht wird, dann meist nach dem Muster „mehr desselben": Eine Familie, die sich in ihren Versuchen, den Alkoholkonsum des Sohnes zu kontrollieren, gescheitert sieht, sucht sich im Allgemeinen einen Helfer, von dem sie erwartet, dass er die Kontrolle effizienter (mehr = besser) ausüben wird. Die Erklärungen, die eine Familie oder ein Patient sich für die Entstehung eines Problems zusammenbastelt, erzeugen bei ihm oder ihr bestimmte Lösungsideen. Er/sie probiert auf diese scheinbar logische Weise sein Problem loszuwerden … Wenn er damit scheitert, macht er mehr davon. Wenn auch das nicht hilft, sucht er sich einen Profi. Und dem ist in der Regel die Aufgabe zugedacht, professionell und kompetent („... hat das ja gelernt!") genau den Lösungsweg zu beschreiten, auf dem der Klient auch schon gescheitert ist. Vom Therapeuten wird also nicht unbedingt etwas Neues erhofft, sondern die Bestätigung von Lösungsideen. Doch warum sollte es bei einem Therapeuten funktionieren? Daher kann man immer erst einmal von der Hypothese ausgehen, dass man als Therapeut oder Berater aus den „falschen" Gründen ausgesucht wurde (was nicht heißen soll, dass man seine Klienten besser wieder nach Hause schickt; aber man sollte jedenfalls nicht unhinterfragt die stillschweigende Einladung annehmen, einen vorgegebenen Kurs zum Zielhafen anzusteuern– er dürfte in zu turbulente oder zu seichte Gewässer führen).

Viele der Patienten und Familien haben schon mannigfaltige Vorerfahrungen mit allen möglichen und unmöglichen Therapieformen, Institutionen und Therapeuten hinter sich. Dadurch wird ihre gegenwärtige Einstellung und Erwartung stark mitbestimmt. Eine Mutter, die sich in einer früheren Familientherapie als „symbiotisch", „überinvolviert", „intrusiv" und überhaupt an allem Elend der Welt „schuld" beschimpft erlebt hat, wird sich in erneuten Familiengesprächen sicherlich „verschlossen", wenn nicht gar „unmotiviert" oder „im Widerstand" zeigen.

Für den Therapeuten ist es wichtig zu wissen, was die Familien und seine Kollegen früher alles probiert haben, um nicht jeden Fehler zu wiederholen. Der Blick auf die Formen früherer Therapeut-Patienten-Beziehungen erlaubt es oft, bestimmte sich wiederholende Interaktionsmuster und Spiele („Schiffeversenken", „SOS" = save our souls, etc.) zu erkennen, die eine erfolglose Therapie wahrscheinlicher machen.

Aber auch Therapeuten haben meist irgendwelche Vorerfahrungen. Sie haben sich ihre Sehsäcke geschneidert, in welchen sie Familien und Patienten verstauen können. Das ist im Prinzip ja auch höchst sinnvoll und ökonomisch. Aber ... es kann natürlich dazu führen, dass diese Säcke wichtiger werden als ihr Inhalt. So kann zum Beispiel die Tatsache, dass jemand schon viele Therapeuten „verschlissen" hat oder – je nachdem, wie man es sehen will – von vielen Therapeuten „inkompetent behandelt wurde", zu der Auffassung führen, dass er ein „Koryphäenkiller" oder ein „Opfer des unzureichenden Medizinsystems" ist. Bei Benutzung dieser beiden Kategorien (es gibt Hunderte anderer) liefe der Therapeut Gefahr, therapeutische Möglichkeiten zu sehen, wo keine sind, oder keine zu sehen, wo welche sind.

Fragen Sie zum Beispiel:

Was haben Sie schon alles versucht? Was hat am besten geholfen? Wie hat der Kollege Y versucht, Ihnen zu helfen? Wie erklären Sie sich, dass die bisherigen Versuche nicht zu dem gewünschten Erfolg führten? Wenn Sie ihre bisherigen Erfahrungen berücksichtigen, was müsste ich tun, wenn ich sicher gehen wollte, dass sich während der Gespräche hier keinerlei Veränderungen ergeben?

5.) … die Zeitdimension („Wer oder was bestimmt, wann in See gestochen wird und wie lang die Reise sein soll?")

Therapiewünsche und -motivationen kommen und gehen in bestimmten Konstellationen der familiären oder individuellen Geschichte. Andere, gleichzeitige Ereignisse und Abläufe, insbesondere wenn sie mit Veränderungen der Beziehungen verbunden sind, fördern den Leidensdruck, die Hoffnung auf therapeutische Hilfe oder Ähnliches. Wenn Probleme schon länger konserviert wurden, stellt sich stets die Frage, welche zusätzlichen, die Bedeutung der Probleme verändernden Faktoren hinzugetreten sind, dass gerade jetzt Therapie gesucht wird.

Auch die Sorge, dass irgendetwas in der Zukunft geschehen könnte, wenn keine Therapie stattfindet, bringt dem Therapeuten häufig seine Kundschaft. Aber auch da stellt sich die Frage: Warum gerade jetzt?

Beispielfragen:

Wann ist wem zum ersten Mal die Idee zur Therapie gekommen? Wie kommt es, dass zwischen der Idee und dem Anruf hier siebzehn Jahre vergangen sind? Warum jetzt, wo doch solche Auseinandersetzungen schon seit vielen Jahren Bestandteil Ihrer Ehe sind? Angenommen, es würden hier jetzt keine Gespräche stattfinden, wie würde es dann in Ihrer Familie weitergehen? Was könnte im schlimmsten Fall passieren? Wie lange muss Ihrer Meinung nach eine Therapie dauern, um Aussicht auf Erfolg zu haben?

6.) … die Bedeutung des Begriffs „Therapie" („Galeere oder Cap Anamur?")

Unter Anbietern wie auch Konsumenten gehen die Meinungen und Vorstellungen, was „Therapie" ist oder sein sollte, weit auseinander. Das Spektrum der Vorstellungen ist bunt schillernd und reicht von der Annahme, dass nach irgendwelchen Ursachen und Tätern gesucht wird, die dingfest gemacht, bearbeitet, bekämpft, bestraft oder kontrolliert werden sollten, bis zu dem Wunsch, Leidende zu verstehen, sie zu begleiten und ihnen zu helfen.

Der Täter kann beispielsweise eine böse Krankheit sein, die ein Familienmitglied heimtückisch überfallen hat („es kam über ihn"), oder aber auch eine Mutter oder ein Vater, die ihre Kinder „falsch" behandelt haben. Was bedeutet also das Angebot einer „Familientherapie" oder einer „Einzeltherapie"? Das jeweilige Setting ist ganz besonders gut geeignet, Ängste vor Schuldzuweisung zu fördern oder zu beseitigen: Mit einer Familie, die einer Therapie bedarf, ist per definitionem etwas nicht in Ordnung – wer allein in Therapie geschickt wird, ist ja offensichtlich der Kranke. In beiden Fällen ist, nebenbei bemerkt, die Suche nach einer organischen Erklärung dann meist der beste Weg, einen Freispruch von Schuld für alle Beteiligten zu erlangen. Und wenn keiner schuld ist, dann kann auch keiner was ändern ... (leider ..., Pech gehabt! Warten wir halt auf den medizinischen Fortschritt ...).

Es ist wichtig zu wissen, welche Art der Therapie die Familienmitglieder erwarten und welche Implikationen die eine oder andere Therapieform für die Beziehungen der Familienmitglieder zueinander und zum Therapeuten hat. Man sollte sich sehr genau überlegen, welche Form von Therapie man anbietet (soweit der Träger der Institution hier überhaupt einen Freiraum lässt).

Fragen:

Was denkt Ihr Vater über Familiengespräche, wo er doch davon überzeugt ist, dass Ihr Verhalten durch eine Krankheit verursacht ist? Wenn das Gericht eine Therapieauflage verfügt hat, was meint der Richter, was in einer Therapie geschehen sollte? Wie viel Prozent der therapeutischen Wirkung verspricht sich die Mutter von Medikamenten und wie viel von Gesprächen?

7.) ... die Funktionen und Ziele der Therapie („Welcher Hafen wird angesteuert? Wer will mit wem wohin?")

Die Orientierung muss zwangsläufig verlieren, wer stillschweigend annimmt, die Familienmitglieder hätten alle dieselben

Ziele, dasselbe Interesse an der Therapie, an Veränderung oder Erhaltung des Status quo etc.

Wer erwartet sich also von wem welche Veränderungen durch die Therapie? Wie sind die Veränderungen, die im Laufe einer Therapie erhofft werden, verteilt?

Zum Beispiel:

Wenn man alle Veränderungen, die zur Lösung des Problems nötig sind, als 100 % nimmt, wie viel Prozent haben dann nach Ansicht deiner Mutter der Vater, sie selbst, die Kinder etc. zu erbringen? Wenn die Gespräche optimal verliefen, was wäre dann nach den Wünschen deiner Schwester anders als jetzt? Wer würde was anders machen? Welche Folgen hätte dies für die Beziehungen? Wenn über Nacht das Problem verschwunden wäre, woran würde wer es merken?

8.) … die Bedeutung der persönlichen Merkmale des Therapeuten („… der Schiffsjunge am Ruder[n]?")

Patienten haben bestimmte Vorstellungen über die Eigenschaften und Verhaltensweisen von Personen, die beraten oder behandeln. Sie bestimmen ihr Vertrauen oder Misstrauen ihnen gegenüber. Alter, Geschlecht, Titel und Rang, Beruf und Ruf, äußere Erscheinung (Figur, Kleidung, Haartracht), Sprachstil, Dialekt etc. können Sympathie und Antipathie, Identifikation und Ablehnung der Klienten beeinflussen und die Neutralität erschweren.

Die allerletzten Fragen (vielleicht auch die ersten):

Wie ist das für Ihren Vater, dass die Psychiaterin die Familie an mich als Sozialarbeiter überwiesen hat? Wie ist das für Ihre

Mutter, dass ich als Psychiater im selben Alter wie Sie bin und auch Jeans trage? Wie ist das für die Frauen in der Familie, zwei männlichen Therapeuten gegenüberzusitzen?

Schlussbemerkung

Die Thematisierung des Kontextes – sei es am Anfang oder während der Gespräche – gibt nicht nur dem Therapeuten eine Orientierung für sein Handeln, sondern auch der Familie. Es wird möglich, gemeinsam aus der Meta-Position auf die vergangene, gegenwärtige und zukünftige Therapeut-Patienten/Familien-Beziehung zu schauen. Ohne dass direkt über das konfliktbeladene Problem geredet wird, werden verschiedene Beziehungen (innerhalb der Familie und zum Therapeuten) reflektiert. Die Möglichkeiten, Gefahren und Folgen eines Neutralitätsverlustes des Therapeuten werden in den Fokus der Aufmerksamkeit gerückt. Dies macht es für alle Beteiligten attraktiver, sie zu bewahren.

Baden gehen, leicht gemacht:

Unabgekühlt, kopf- oder bauchüber auf der Inhaltsebene in das vermeintliche Problem tauchen!

Zwischen Allmacht, Ohnmacht und „macht nichts!“

Über die Verantwortung des Therapeuten

Wahrscheinlich passiert es Ihnen auch gelegentlich, dass Sie Patienten mit nach Hause nehmen. Wir meinen nicht, dass diese Menschen dann das ganze Wochenende bei Ihnen auf dem Sofa sitzen oder Sie beim Abendessen in artige Konversation verwickeln (obwohl es das auch geben soll). Meist ist es umgekehrt: Wenn Sie Patienten mit nach Hause nehmen, so wirken Sie eher etwas abwesend und nicht ganz da. In Gedanken sind Sie z. B. in der Klinik, sitzen bei dem Patienten (der Patientin, der Familie, dem Paar) zu Hause auf dem Sofa oder am Abendbrottisch, begleiten ihn/sie kritisch beobachtend und machen sich um ihn/sie Sorgen. Folgende schwer wiegende Fragen lassen Sie nicht los: Wird alles gut gehen? Habe ich genug getan? Habe ich das Richtige getan? Was hätte ich tun sollen oder müssen? Was habe ich versäumt? Was hätte ich nicht tun dürfen? Die Antwort auf diese Fragen (und die hinter allem stehende Frage, ob Sie nicht doch vielleicht den falschen Beruf ergriffen haben) liefert der Patient (die Patientin, die Familie, das Paar) durch das, was er (sie, es) tut.

Wie schaffen es Therapeuten und Patienten, sich in solche – zweifellos auch intensiven – Beziehungen zu verwickeln? Ist diese Form der Beziehung therapeutisch sinnvoll? Und wenn ja, für wen? Ist es ein Zeichen hohen Verantwortungsbewusstseins, wenn wir Patienten „mit nach Hause nehmen“, oder weist dies eher auf eine problematische Phase des therapeutischen Prozesses hin?

Die Beantwortung dieser Fragen hat weitreichende Wirkungen auf das Wohlbefinden von Patienten und Therapeuten. Die verschiedenen Psychotherapieschulen beantworten sie unterschiedlich. Entsprechend variieren auch die Vorstellungen und Richtlinien hinsichtlich der Gestaltung der therapeutischen Beziehung und darüber, wie viel Verantwortung ein Therapeut übernehmen kann und soll.

Der erste Hauptsatz der Verantwortungsdynamik

Etwas verkürzt lässt sich die Regel der Verteilung und Balancierung von Verantwortung in einem Interaktionssystem folgendermaßen beschreiben: „Das Maß der Verantwortung in einem Interaktionssystem bleibt konstant. Die Verantwortungsabgabe des einen ist die Verantwortungsübernahme des anderen. Wo nichts ist, kann auch nichts abgegeben werden."

(Den „zweiten Hauptsatz der Verantwortungsdynamik" erwähnen wir hier gar nicht. Er lautet: „Die Verantwortung in einem sozialen System erhält immer der Schnellste." Beispiel: Wer sich am schnellsten durch das dreckige Geschirr gestört fühlt, bekommt die Verantwortung für den Abwasch. Oder anders gesagt: Weil er sich einige Minuten früher als andere gestört gefühlt hat, macht er den Abwasch, und auf diese Weise wird er zum Experten für den Abwasch, zum Verantwortlichen für …, zum Funktions- und Rollenträger. So kommt es, dass in Paarbeziehungen, Wohngemeinschaften, Büros usw. immer dieselben Personen den Abwasch machen, den Müll runtertragen, das Klo putzen. Wer – weil er nicht langsam genug ist – eine gemeinsames Problem löst, löst es für alle, und wenn er nicht aufpasst, dann löst sie das immer … Wer es genießen kann, so wichtig für alle anderen zu sein, muss sich also beeilen; wer das nicht so richtig toll findet, sollte beim nächsten Mal, wenn sie den Impuls verspürt, den Abwasch zu machen, bis 1000 zählen … – oder auch bis 2000.)

Wir wollen einige Aspekte von Verantwortung und Verantwortungsteilung in therapeutischen Beziehungen und anderen Beziehungskisten systemisch betrachten.

„Kontrollverlust“ und Verantwortungskollusion

Es gibt (grob gesprochen und leicht vereinfacht) zwei Gruppen von Patienten/ Klienten (bzw. -systemen), mit denen Psychosozialarbeiter zu tun haben:

1. Diejenigen, von denen man sagt (gelegentlich sagen sie es auch selbst von sich), dass sie die Kontrolle über sich selbst (oder Teile davon) und ihr Verhalten verloren haben: Sie sind irgendwelchen „inneren Kräften“ hilflos ausgeliefert, sie verhalten sich abweichend und auffällig, sie sind „ungezogen“ und richten sich nicht nach dem ortsüblichen Denk- und Gefühlsknigge. Oft leiden sie selbst, fast immer leidet ihre unmittelbare Umwelt. Sie landen in der Regel in der Psychiatrie. Es sind die so genannten „Psychotiker“, „Alkoholiker“ und andere ...-iker, welche ihre „Steuerungsfähigkeit“ verloren (aufgegeben, vergessen, irgendwo liegen gelassen etc.) haben. Sie gelten als nicht schuldfähig und als nicht verantwortlich für das, was sie tun. Sie tun eigentlich nicht, was sie tun: Sie sind „außer sich“ oder aber „übermannt“ (man beachte das Geschlecht!) von ihren Trieben, Impulsen, Affekten, Wahnen, Süchten oder Zwängen.

2. Diejenigen, von denen man sagt (häufig sagen sie es auch von sich selbst), dass sie die Kontrolle über ihre Umwelt (oder Teile davon) und ihr Verhalten verloren haben: Sie sind irgendwelchen „äußeren Kräften“ oder Umständen hilflos ausgeliefert, sie verhalten sich eher angepasst und unauffällig und richten sich nach dem Knigge (oft mehr, als er es erlaubt). Sie leiden meist mehr unter der Umwelt als die Umwelt unter ihnen. In der Regel landen sie bei Psychotherapeuten und in Psychosomatischen Kliniken. Es sind die „Neurotiker“, „Neurastheniker“, „Bsychosomatiker“ (nur selten die „Legastheniker“, obwohl sie zum Peischbiel eindeutig unter der entdifferenzierten Peziehung von B und P leiden[1]).

1 Man beachte, dass hier das „B“ für „P“ steht.

Das Muster, das beide Gruppen verbindet, ist der Unterschied, der den Unterschied macht: Stets ist die Kontrolle verloren, die Verantwortung dahin; einmal drinnen, das andere Mal draußen.[2]

Von den Patienten der ersten Gruppe wird der Therapeut eingeladen, von außen die innere Kontrolle zu ersetzen. Dazu passen also besonders gut die Therapeuten, die sich gerne aktiv-erzieherisch verhalten. Dies geschieht meistens in einem geeigneten institutionellen Rahmen (z. B. geschlossenen Stationen, Cleaniken und Heimen) mit eindringlichen Mitteln (z. B. durch Injektionen) oder mit Mitteln, die das Eindringen verhindern sollen (z. B. Abstinenzgeboten). Der Therapeut übernimmt beispielsweise die Verantwortung dafür, dass ein „Maniker" nicht das Familienerbe mit leichten Mädchen durchbringt oder eine „Alkoholikerin" ihren Mann nicht über Gebühr verprügelt.

Bei der zweiten Gruppe von Patienten gerät der Therapeut in Versuchung zu helfen, zu retten und zu bergen (was noch zu retten ist!). Er führt stützende Gespräche, versteht, leidet mit, versucht Defizite zu kompensieren, agiert als „Hilfs-Ich".[3] Hier sind also besonders die Therapeuten gefragt, die sich gerade dann hilfreich wähnen, wenn sie handeln. Fragt z. B. ein Mensch nach dem kürzesten Weg zum Bahnhof, ist das, was geschieht, mitbestimmt von der Einschätzung des Gefragten. Gerät der Fragende an einen tragfähigen Menschen, der zu dem Schluss kommt, dass der Frager (vielleicht gerade wegen seiner eigenen etwas verworrenen Wegbeschreibung) hilflos wirkt oder dass

2 Nach den Psychotherapie-Richtlinien der gesetzlichen Krankenkassen in der Bundesrepublik Deutschland sind als „krank" und „behandlungsbedürftig" nur diejenigen anzusehen, die die Kontrolle verloren haben.

3 Dies ist keine sehr glückliche Funktion, wenn der Patient die Vorliebe hat, masochistisch zu reagieren. Ganz generell ist es auf die Dauer schwer, die stützende Rolle zu übernehmen, da es ziemlich belastend ist, längere Zeit „Krücke" zu sein.

dessen Beine ihn nicht mehr zum Bahnhof tragen können, wird er ihn voraussichtlich stützend zum Bahnhof begleiten.

In beiden Therapeut-Patienten-Konstellationen kolludieren die Prämissen über die Verantwortlichkeit bzw. Nichtverantwortlichkeit und die Handlungen der Beteiligten oft auf eine außergewöhnlich harmonische und oft dauerhafte Weise (gelegentlich kollidieren sie auch miteinander).

„Instruktive Interaktion" und systemische Bescheidenheit

Das Problem bei der Verantwortung ist, dass man sie nur für das gewährleisten kann, was man steuern kann. So kann man z. B. (im Allgemeinen) die Verantwortung dafür übernehmen, dass das Automobil, an dessen Steuer man sitzt, auf der falschen Fahrbahn der Autobahn fährt (wenn man ein gewissenhafter Geisterfahrer ist). Autos sind eben mechanische (triviale) Systeme, die lenkbar sind. Dies dürfte der Hintergrund dafür sein, dass sich so viele Menschen in ihre Autos verlieben.[4]

Lebende Systeme hingegen (wie manche Menschen z. B.) sind autonom, d. h., sie tun das, was sie – ihrem Weltbild und ihren Werten entsprechend – für sinnvoll halten. Das macht den Umgang mit ihnen so schwierig und kompliziert (zugegeben: gelegentlich auch interessant). Ein Vorteil lebender Systeme (Menschen, Katzen etc.) gegenüber nichtlebenden Systemen

4 Etwas Ähnliches gilt für die Partnerbeziehungen Mensch/Computer (Mischehen). Auch hier besteht die Attraktion des einen für den anderen zu einem großen Teil darin, dass er suggeriert, er sei programmierbar. Doch immer mehr solcher Paare kommen in Therapie, weil der eine der beiden enttäuscht ist, dass der andere sich nicht so verhält, wie er sich das ausgedacht (gewünscht) hat. Die Scheidung steht meist nicht als Lösungsmöglichkeit zur Verfügung, weil die Illusion, irgendwann einmal würde die Programmierung erfolgreich gelingen, nicht aufgegeben wird.

(z. B. Autos, Oberhemden, Unterhosen etc.) besteht unter anderem darin, dass solche autonomen Systeme in der Regel in der Lage sind, sich selbst zu waschen.[5]

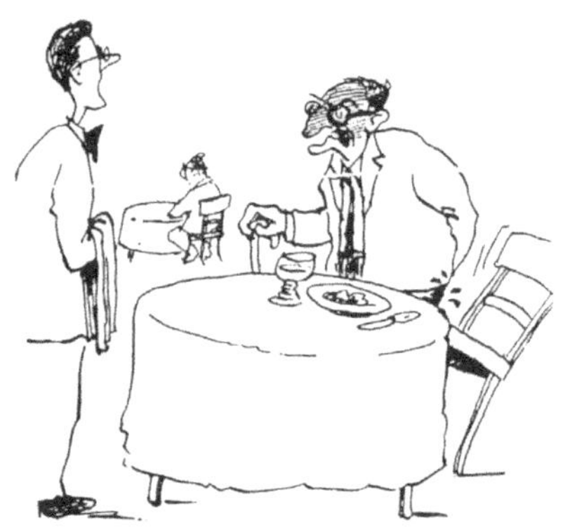

„Ich will sofort den Geschäftsführer sprechen, mir hat jemand in die Hose geschissen!“

Eine Vorstellung von Macht im Sinne einer gradlinigen Ursache-Wirkung-Beziehung (der eine verhält sich therapeutisch richtig, der andere ist geheilt) ist lebenden Systemen (Therapeuten und Patienten) nicht angemessen. Das Problem der meisten Therapeuten ist aber, dass sie gerade an einem solchen „instruktiven“ Automechaniker-Modell gemessen werden (neurotische Beulen aus der Kindheit beseitigen) und oft auch dafür bezahlt werden („Der Therapeut hat dafür zu sorgen, dass der Patient nicht wieder versucht, seine liebe Frau umzubringen!“). Er hat einen unmöglichen Auftrag; er soll etwas tun, was gar nicht geht. Wer seine Patienten „mit nach Hause“ nimmt, hat diesen

5 Der Nachteil solcher sich selbst waschenden Systeme besteht darin, dass sie so etwas wie einen „Waschzwang“ entwickeln können, bei sich selbst nicht waschenden Systemen betrifft der Zwang zu waschen immer Dritte.

unmöglichen Auftrag übernommen und übernimmt eine Verantwortung, der er aufgrund der menschlichen Natur nicht gerecht werden kann. Er kann den Patienten nicht steuern, deshalb kann er nicht die Verantwortung dafür übernehmen, ob es dem Patienten gut oder schlecht geht.

Wer glaubt, er hätte die Allmacht (Allverantwortung), wird früher oder später mit seiner Ohnmacht konfrontiert werden und in der Resignation oder/und Erschöpfung (ver)enden. Das Burn-out-Syndrom, das vor allem überverantwortliche Therapeuten erwischt, zeigt sich dann gerade dadurch, dass der The-

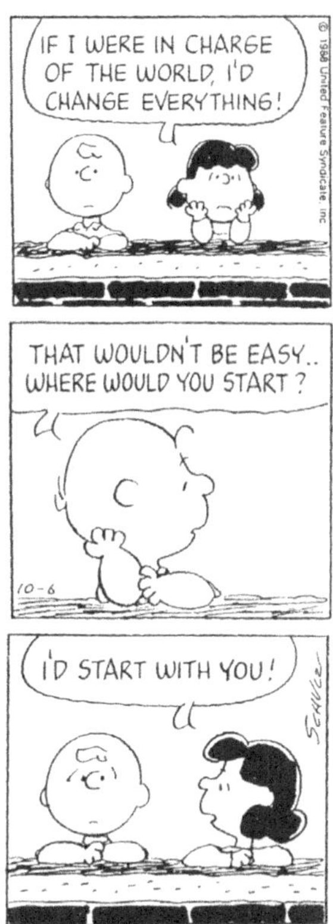

rapeut schließlich auch die Verantwortung, die er als Mitbeteiligter übernehmen kann, nicht mehr haben will.

Systemisch Denken und Handlungskonsequenzen daraus ziehen heißt: bescheiden werden, sich selbst und seinen Einfluss als begrenzt erkennen, Respekt vor der Autonomie lebender Systeme gewinnen und die bornierte Auffassung aufgeben, man wisse, was für Patienten und Familien, die sich zu einem verirrt haben, gut sei. (Was nicht ausschließt, dass man manchmal so tun kann, als ob ... [Das gilt natürlich nur, wenn man wirklich weiß, was wirklich gut für den Patienten oder die Familie ist!])

Macht: Destruktive Interaktion und Verführung

Es wäre – auch systemtheoretisch betrachtet – eine falsche Bescheidenheit, wenn man nun zu dem Schluss käme, man hätte keinerlei Macht über seine Patienten und es wäre letztendlich ziemlich beliebig, was man tut. Man hat keine Macht im Sinne einer gradlinigen Ursache-Wirkungs-Logik. Dennoch sollte man das Konzept der Macht nicht ohne Not aufgeben, da es sehr viele menschliche Verhaltensweisen erklären kann. Es gibt zwar keine „instruktive Interaktion", aber häufig merkt man als Beobachter nicht, dass es sie nicht gibt. Wenn Herr A einem Herrn B androhen kann, dass er ihm irgendeinen Schaden zufügen kann (ihm z. B. das Leben, das Geld oder irgendetwas anderes Wertvolles zu nehmen), falls er sich nicht auf eine bestimmte Weise verhält, so ist dies keine instruktive Interaktion, das beobachtbare Ergebnis ist aber höchstwahrscheinlich genau so, als ob es so etwas gäbe: Herr B wird sich so verhalten, wie Herr A es wünscht. Macht, so lässt sich feststellen, entsteht immer dort, wo ein Interaktionspartner in der Lage ist, dem anderen einen Schaden zuzufügen (destruktive Interaktion). Therapeuten sind sehr häufig in der Position, dass sie den Verhaltensspielraum ihrer Patienten einschränken können und/oder mit Sanktionen drohen oder drohen könnten (was fast dasselbe ist). Hier liegt ihre Macht, ob sie wollen oder nicht. Therapeuten haben Einfluss auf ihre Patienten, sei es nun positiv oder negativ. Hier liegt ihre Verantwortung. Sie müssen sich Rechenschaft darüber ablegen, inwieweit das, was sie tun, den Verhaltensspielraum der Patienten einengt oder erweitert.

Eine andere Möglichkeit, Einfluss zu nehmen, ist die der „Verführung", d. h. (nicht unähnlich den Prinzipien der Werbung) die Patienten zu einer neuen Weltsicht und zu neuen Verhaltensmöglichkeiten einzuladen, ihnen mögliche Alternativen anzubieten. In diesem Falle wäre tatsächlich die Situation des Therapeuten der eines Verkäufers nicht unähnlich. Auch dieser kann seine Kunden nicht zwingen, die Waren und Produkte, die er anbietet, zu erwerben. Um auf diese Weise erfolgreich zu sein, muss der Therapeut sich nach den Weltbildern seiner Patienten erkundigen, um sich auf sie einstellen zu können und sie dort abzuholen, wo diese annehmen zu sein.

Man kann davon ausgehen, dass es in therapeutischen Prozessen in jeder Situation eine nützlichere oder weniger nützliche Verteilung von Verantwortung zwischen Therapeut und Patient gibt. Da jeder von beiden die Bedingungen für die Entscheidungen des anderen mitbestimmt, werden sich beide irgendwie (de facto) darüber einigen, wie dieser mehr oder weniger wohlschmeckende und verdauliche Verantwortungskuchen verteilt wird.

Wir verzichten in diesem Kapitel ausnahmsweise darauf, Ihnen ein Rezept mit auf den Weg zu geben, wie Sie gemeinsam mit Ihren Patienten diesen Kuchen genüsslich (oder wenigstens genießbar) backen und sinnvoll verteilen können. Damit wir aber noch eine Weile darüber diskutieren können, ob es „instruktive Interaktionen" gibt, schlagen wir Ihnen vor, in der nächsten Zeit zumindest einmal nicht genau das zu tun, was ein Patient(ensystem) oder die Institution, in der Sie arbeiten, von Ihnen erwartet. Für diesen Vorschlag übernehmen wir die volle Verantwortung.

Keins von beiden

Über die Nützlichkeit der Neutralität

Wenn nichts mehr geht, wenn der Therapeut sich in der Klemme fühlt, dann hat er wahrscheinlich seine Neutralität verloren. Wenn er seine Neutralität verliert, dann steigen seine Chancen, sich in einer therapeutischen Sackgasse zu verrennen.

Das Konzept der Neutralität, Anfang der 80er Jahre vom Mailänder-Team um Mara Selvini Palazzoli in die Diskussion gebracht, ist immer wieder ins Kreuzfeuer der Kritik geraten. Viele beklagen, es fördere eine Haltung des Unbeteiligtseins und werde von manchen Therapeuten dazu benutzt, sich nicht einzulassen, sich draußen zu halten, der Verantwortung zu entfliehen und tatenlos in der neutralen Ecke zu verharren, während im Ring Mord und Totschlag geschehe oder irgendein hilfloses Opfer – in welcher Form auch immer – missbraucht werde. Wir halten das Konzept der Neutralität für eines der theoretisch wie praktisch nützlichsten in der systemischen Therapie. Da man unter Neutralität offenbar sehr Unterschiedliches (auch sie entsteht im Auge oder besser: im Ohr, im Kopf oder – meistens – im Bauch des Beobachters) verstehen kann, wollen wir genauer erläutern, was wir darunter verstehen.

Sowohl-als-auch und/oder Weder-noch

Neutral waren zu Zeiten der weltpolitischen Ost-West-Spaltung (erinnert sich noch jemand?) angeblich die Schweiz, Österreich und Finnland. Auch der Ringrichter beim Boxen, die Schiedsrichter beim Fußball oder Eishockey und anderen Gesellschaftsspielen, bei denen es heiß hergeht, sollen es sein. Manche chemische Verbindungen werden so bezeichnet, es gibt geschmacksneutrale Zusätze zu Konserven, und auch geschlechtslose Wesen werden als Neutren beschimpft. „Neutral" heißt, wenn man es wörtlich übersetzt (und das ist hier wirklich einmal hilfreich): *keins von beiden.* Als neutral lässt sich bezeichnen, was in einem *Entweder-oder-Muster* weder der einen noch der anderen oder aber sowohl der einen als auch der anderen Seite dieser Unterscheidung zugeordnet werden kann. Weder Mann noch Frau oder sowohl Mann als auch Frau, weder für noch gegen oder sowohl für als auch gegen, weder links noch rechts, sowohl rechts als auch links. *Neutral heißt: Sowohl-als-auch und/oder Weder-noch.* Neutral ist ein Therapeut dann, wenn er sich in der *Position des außen stehenden Dritten*, jenseits der Trennlinien des Entweder-oder, befindet. In der Familientherapie-Literatur sind zwei unterschiedliche Techniken oder Haltungen beschrieben, mit deren Hilfe es dem Therapeuten ermöglicht werden soll, solch eine Außenposition zu erhalten (d. h., in sie zu kommen und in ihr zu bleiben). Ivan Boszormenyi-Nagy fordert vom Therapeuten „Allparteilichkeit". Er soll sich mit jedem der Familienmitglieder identifizieren können und für jeden Partei ergreifen: Sowohl-als-auch. Was die Mailänder-Gruppe ursprünglich unter „Neutralität" verstanden wissen wollte, ist in den Ansprüchen an das Einfühlungs- und Identifikationsvermögen des Therapeuten weitaus bescheidener. Es wird als ausreichend erachtet, wenn kein Familienmitglied nach der Sitzung oder im Laufe einer Therapie dauerhaft den Eindruck gewinnt, der Therapeut ergreife einseitig Partei für den einen oder anderen oder dessen Sichtweise oder überhaupt eine Sichtweise: Weder-noch.

Unser Verständnis von therapeutischer Neutralität („Heidelberger Neutralität") orientiert sich an der (Ein-)Stellung des Therapeuten zu den beiden Seiten von Entweder-oder-Unterscheidungen. Wir wünschen uns Therapeuten, die flexibel beide Haltungen (Sowohl-als-auch *und* Weder-noch) einnehmen können. Um sich anzukoppeln und von den unterschiedlichen Tendenzen einer Familie zu wissen, ist es nützlich, die Anliegen jedes Einzelnen zu kennen und zu verstehen. Solch eine Form der Allparteilichkeit ist allerdings schwerer zu realisieren, da sie der Aktivität des Therapeuten bedarf und jedes einzelne Familienmitglied nach freiem Ermessen entscheidet, ob es sich verstanden fühlt. Zur Bewahrung der Position des außen stehenden Dritten ist die Weder-noch-Einstellung erheblich einfacher in Szene zu setzen: Es reicht schon, Parteilichkeit zu vermeiden. Neben der Erleichterung des Therapeutendaseins spricht noch ein zweites Argument für die Weder-noch-Neutralität: Sie ist nicht so sehr auf die Personen und Parteien fixiert, sondern richtet ihre Aufmerksamkeit auf die Ideen, an denen sich die Geister scheiden. Während in der Sowohl-als-auch-Neutralität der Therapeut Gefahr läuft, als Dritter in eine konflikthafte Zweierbeziehung eingebaut zu werden, können hier auf der Ebene der Ideen dritte Wege eröffnet werden. In beiden Fällen ist es aber unnötig, dass der Therapeut Stellung bezieht.

Der (Ehe-)Ringrichter: Garant der Einhaltung fairer Spiel- (oder Kampf-)Regeln

Die zu Beginn formulierte Behauptung, die Neutralität sei eines der wichtigsten Konzepte der systemischen Therapie, wollen wir noch weiter zuspitzen: Ohne die Neutralität des Therapeuten ist Therapie entweder gar nicht möglich oder zumindest sehr viel anstrengender.

Es sind stets die Konflikte und Ambivalenzen zwischen den beiden Seiten eines Entweder-oder, die eine Familie, ein Paar oder auch einen Einzelnen in die Therapie führen. Auch wenn die meisten Therapeuten mit Schreck darauf reagieren, wenn sie bemerken, dass ihnen von einer Familie die Rolle des Schieds- oder Ringrichters in derartigen Konflikten zugedacht ist: Auch dies ist eine der Rollen des Therapeuten.

Nehmen wir den Ringrichter beim Boxen (kein schöner Vergleich, aber wohl doch ganz treffend, wenn man die Vorstellungen von Therapie, die manche Paare und Familien zunächst mitbringen, betrachtet): Seine Aufgabe besteht darin, für die Einhaltung der Spielregeln zu sorgen. Es gibt zwei Gegner, die sich auf eine für sie möglicherweise gefährliche und mit Schmerz und Verletzung verbundene Auseinandersetzung einlassen. Sie haben unterschiedliche Ziele, einen Konflikt. Und meist denken sie, dass auch hier nur einer gewinnen kann, weil dies die Regel ist, nach der sie sich zu Hause schon zu verletzen suchen. Der „maligne Clinch" sorgt im Alltag dafür, dass die Gefahren nicht zu groß werden: Keiner kann richtig zuschlagen. Sich aus ihm zu lösen, kann man nur wagen, wenn man Vertrauen in die Einhaltung gewisser Regeln der Fairness haben kann. Man einigt sich, einen außen stehenden Dritten (den Ringrichter-Therapeuten) mit der Aufgabe zu betrauen, dafür zu sorgen, dass keiner sich am Ende des Kampfes benachteiligt fühlen muss. Der meist unausgesprochene Auftrag an den Therapeuten lautet also eigentlich immer mehr oder weniger, sich neutral zu verhalten (ganz unabhängig von der Methode oder Schule des Therapeuten, also auch wenn in der Sitzung nicht geboxt wird, sondern nur Fragen beantwortet werden). Bevorzugt er den einen oder die andere, so wird ihm dies langfristig nicht gedankt. Neben den bekannten Beschimpfungen („Schieber") führt es dazu, dass derjenige, der sich benachteiligt fühlt, ihn fürs nächste Mal nicht mehr als Unparteiischen akzeptiert: Die Therapie wird abgebrochen.

Um das Bild abzurunden: Der Ringrichter entscheidet nicht, wer in den privaten Konflikten der beiden Kontrahenten Recht hat, wer wem wann die Vorfahrt genommen, wer wessen Zahnpastatube nicht richtig zugeschraubt hat etc. Seine Zuständigkeit, für die Einhaltung von Regeln zu sorgen, beschränkt sich allein auf die Zeit zwischen den Gongs, d. h. die Therapiestunde.

Das Rote Kreuz: Sich raushalten, um sich einmischen zu können

Damit die Richterrolle noch weiter relativiert wird, hier ein ergänzender Vergleich: Die Vertreter des neutralen Roten Kreuzes dürfen Schlachtfelder betreten und die Verletzten versorgen. Nur weil sie sich keiner der beiden miteinander im Konflikt liegenden und sich bekriegenden Parteien zurechnen lassen, können sie ihrem humanitären (d. h. dritten, außerhalb der konflikthaften Entweder-oder-Zuordnung liegenden) Ziel, der Linderung menschlichen Leids, gerecht werden. Nur weil es sich raushält, kann sich das Rote Kreuz überall auf der Welt in fremder Leute Konflikte einmischen.

Dasselbe gilt für Therapeuten: Sie können sich zwischen den Linien eines Konfliktfeldes besser bewegen, wenn die Beteiligten ihnen Neutralität zubilligen. Und es liegt im Interesse der streitenden Parteien, solch einen neutralen Dritten zu haben, der sich zwischen den Linien frei bewegen kann.

Wie du 's machst, ist es falsch (richtig)

Lebende Systeme (Individuen, Familien, ...) müssen stets gegensätzliche Tendenzen ausbalancieren, um ihr Gleichgewicht zu bewahren. Menschen sind daher ambivalente Wesen; ihre Strebungen, Wünsche und Wertungen sind selten eindeutig. Nahezu jede Entscheidung hat bei näherer Betrachtung angenehme und unangenehme, gute und schlechte, erhoffte und befürchtete Folgen: Alles hat seinen Preis. Man braucht diese Widersprüchlichkeit aber individuell nicht wahrzunehmen, wenn man in einer Beziehung arbeitsteilig die beiden Seiten solch einer Ambivalenz auf zwei Personen oder Parteien verteilt. Der oder die eine erhält so den ganz ambivalenzfreien Job des Pro-Anwalts, der oder die andere den nicht minder klaren und zielstrebigen des Contra-Anwalts. Innere Konflikte braucht keiner der Beteiligten zu erleben, da er darauf vertrauen kann, dass sein Partner ihn in seiner Zielstrebigkeit schon hinreichend bremsen und übereilte Entscheidungen verhindern wird. Aus möglichen intrapsychischen Konflikten werden so interpersonelle. Drängt ein Familienmitglied oder ein Sub-System auf Veränderung, betonen andere die Wichtigkeit von Beständigkeit. Sie setzen sich dann für die Bewahrung des Status quo ein. Zeigen sich die einen aktiv, gibt es andere, die durch ihre Passivität für den angemessenen Ausgleich sorgen. Gibt einer Gas, so bremst ein anderer. Wer sich als verantwortungsloser Geselle zeigt, erhöht die Wahrscheinlichkeit, dass andere die Verantwortung übernehmen; wer sich unordentlich gibt, der sorgt dafür, dass andere für Ruhe und Ordnung plädieren. Ronald Reagan wurde so vor Jahren zum Begründer der Friedensbewegung, und Georges W. Bush hat es in der Zeit vor dem Irak-Krieg 2003 geschafft, aus Russland, China, Frankreich und Deutschland eine Koalition im UN-Sicherheitsrat zu schmieden (er gehört derselben Partei wie Reagan an, nebenbei bemerkt).

Therapeuten verlieren meist dann ihre Neutralität, wenn sie *unreflektiert* bestimmte Tendenzen *einseitig* betonen und z. B. in Familien mit adoleszenten Kindern, die sie für „gebunden" halten, einseitig die Ablösung unterstützen oder in Familien mit „chaotischer" Interaktion Struktur und Orientierung geben wollen. Wo immer der Therapeut auf die eine Seite der Ambivalenz geht und ihr ehrlich und überzeugt zum Sieg zu verhelfen sucht, hat er seine Neutralität verloren. Er gleicht dann dem Schiedsrichter, der sich das Trikot der einen Mannschaft überstreift und selbst versucht, Tore zu schießen oder zu verhindern. Die Idee der Familienmitglieder, eine Seite der Ambivalenz könne und müsse gegen die andere gewinnen (Entweder-oder), wird nicht nur nicht in Frage gestellt, sondern bestätigt: Es bleiben die alten Parteiungen – nur hat die eine halt jetzt einen Mitspieler mehr. Je mehr der Therapeut sein Gewicht in die Waagschale der Pro-Seite wirft, umso mehr „Widerstand" erzeugt er bei dem- oder denjenigen, welche sich für die Contra-Seite verantwortlich fühlen (sie verschaffen sich auch mehr Gewicht). Klar, dass dann nichts mehr geht.

Jetzt mach dich schwer!
ja
Siehst du, es geht doch. Mach dich leicht
Vielleicht kannst du auch mal was machen

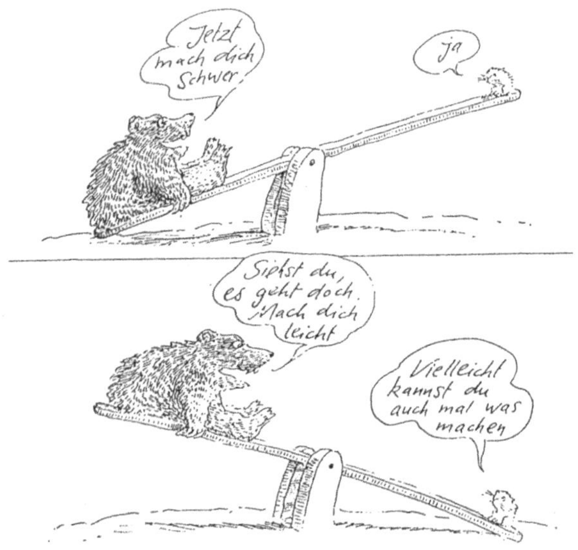

Das systemische AA-Prinzip

Der neutrale Familien- oder Systemtherapeut verhält sich so, als ob er der *Anwalt* der *Ambivalenz* (AA) wäre. Als außen stehender Beobachter hat er die Chance, die Pro- und Contra-Positionen in ihren Beziehungen zueinander zu sehen, d. h. das Muster, das den Prozess der Auseinandersetzung und seine Logik wahrscheinlich macht. Wann immer im Klientensystem Ambivalenzen übersprungen zu werden drohen, nimmt er vorübergehend (und reflektiert – im Gegensatz zu siehe oben) Partei für die Seite, die zu kurz zu kommen droht, bzw. für das Familienmitglied, das diese Sichtweise vertritt. So eröffnet er der Familie als Ganzes wie auch ihren einzelnen Mitgliedern die Entwicklungsmöglichkeit, das Entweder-oder-Muster zu überwinden und die ambivalenten, gegenläufigen Tendenzen und Strebungen miteinander zu versöhnen oder dritte Wege des Sowohl-als-auch oder des Weder-noch zu entdecken oder zu erfinden.

Replay oder: Das Eigentor noch einmal in Zeitlupe

Ein Fußballspiel im Stadion statt vor dem häuslichen Fernsehapparat zu beobachten, hat nicht nur den großen Nachteil, dass meist zu schlecht (oder auch zu gut) geheizt ist, sondern auch, dass live nicht alle entscheidenden Szenen noch einmal wiederholt werden können (obwohl durch die neuen Großbildleinwände dieser Wohnzimmervorteil, je nach Liga des Stadions und der Mannschaften, inzwischen auch ein wenig reduziert wird; allerdings klappt das mit dem Kühlschrank und dem Bier nebenan sowie der Couch noch nicht so richtig ...). In der Therapie ist man nicht so sehr auf die Technik des Fernsehens angewiesen, da die Spieler gefragt werden können: Man kann auch ohne Maschinen zurückspulen und den Blick auf den bisherigen Spielverlauf richten. Wann immer man selbst Zweifel daran hat, ob man noch neutral ist, empfiehlt es sich, die Familienmitglieder (oder diejenigen, die sonst an der Sitzung beteiligt sind) direkt zu fragen. Denn sie allein sind es, die – ganz losgelöst von den Wünschen, Absichten, Theorien und Techniken des Therapeuten – höchstpersönlich entscheiden, ob sie ihn als neutral oder parteilich erleben.

Beispiele: „Angelika, wenn ich mich (im Falle eines Teams: wir uns) in den bisherigen Stunden (im bisherigen Verlauf der Sitzung) einem Familienmitglied besonders zugewandt habe (ein Ziel besonders angestrebt habe), wer (welches) ist das am ehesten?“ – „Dietrich, wer wird es mich wann und wie wissen lassen, wenn er mich als parteilich erlebt?“ – „Was müsste ich tun, damit mich der Vater auf alle Fälle als parteilich (nicht neutral) erlebt?“

In der Kürze liegt die Würze

Die vorübergehende Betonung oder Bevorzugung bestimmter Tendenzen und zeitweilige Bündnisse führen dann selten zu Gegenreaktionen anderer, wenn diese Einseitigkeiten offen gelegt oder/und im weiteren Verlauf der Gespräche wieder ausbalanciert werden. Klienten sind oft erstaunlich nachsichtig mit ihren Therapeuten. Besteht schon eine tragfähige therapeutische Beziehung oder werden die Therapeuten als Experten betrachtet, können sie sich meist mehr und länger Nicht-Neutralität leisten. Sie bekommen wohl einen Bonus, weil die Klienten ihnen zubilligen, dass sie ihre Neutralität absichtlich aufgegeben haben, und ihnen den Vertrauensvorschuss geben, dass sie auf lange Sicht wohl wieder neutral werden dürften.

Der geteilte Therapeut – das gespaltene Team

Obwohl den Therapeuten von ihren „Opfern“ erstaunlich viel Neutralitätsverlust verziehen wird, erweist es sich als nützlich und gedeihlich, die unterschiedlichen Tendenzen des Systems und der Einzelnen im therapeutischen Prozess zu berücksichtigen und widerzuspiegeln. Dies kann zum Beispiel dadurch geschehen, dass das Team der Therapeuten sich splittet: Einer übernimmt die Ansicht der Pro-, der andere die der Contra-Fraktion und ein Dritter eine ganz andere. Das kann in einem Dialog der Kotherapeuten erfolgen, in einem spontanen oder in einer Pause geplanten Gespräch oder auch im Abschlusskommentar. Arbeitet man allein, so bleibt die Möglichkeit, sich selbst zu zerteilen, sich hin- und hergerissen zwischen den beiden Seiten der Ambivalenz zu zeigen und die Vor- und Nachteile von Pro und Contra auszubreiten: einerseits …, andererseits …

Schaukeln und Hüpfen

Je länger sich ein Therapeut einem Familienmitglied zuwendet und ihm Raum gibt, seine Sichtweise auszubreiten, und je ausführlicher er auf ein Thema fokussiert, umso mehr ist er in Gefahr, einseitig und nicht neutral erlebt zu werden. Deshalb sollte er sich beweglich und vielseitig zeigen und mit seinen Fragen von einer These zu deren Antithese und schließlich auch in den Zwischenraum hüpfen, von einer Sichtweise und Wertung zur nächsten (vorwärts-rückwärts-seitwärts-ran, zwei links, zwei rechts, zwei geradeaus). Dabei bewährt es sich besonders, zwischen den Polen und Extremen des Entweder-oder zu schaukeln und sie vorübergehend zu betonen, um ihre längerfristigen Konsequenzen zu verdeutlichen.

Der Begriff des Schaukelns legt allerdings die zu einfache Vorstellung einer eindimensionalen Bewegung nahe. Zutreffender wäre es wohl, solch ein therapeutisches Vorgehen mit einem Hüpfen im dreidimensionalen Raum zu vergleichen. Es handelt sich hier nicht nur um eine Bewegung zwischen dem Entweder und Oder, sondern der Raum der Möglichkeiten wird in viele Richtungen und Entfernungen ausgelotet. Wenn auf diese Weise auch Weder-noch- oder Sowohl-als-auch-Positionen in ihren Konsequenzen überprüft werden, eröffnet sich häufig den Beteiligten eine Möglichkeit, alte Gegensätze zu überwinden.

Überraschendes Überholen

Wenn hypothetisch Verschlimmerungen und die Benutzung möglicher „Notausgänge“ durchgespielt werden, führt dies meist dazu, dass die Klienten sich eher von diesem Pol entfernen (lieber nicht dorthin). Wird in späteren Fragen eine mögliche positive Entwicklung vorausgesetzt, so eröffnet sich neue Hoffnung. Schließlich sollte man noch fragen, wie es weiterginge, wenn alles so weiterginge wie bisher, um auch der Möglichkeit, nichts zu tun und gelassen abzuwarten, zu ihrem Recht zu verhelfen (oder auch nicht).

Eine weitere Möglichkeit, an Einseitigkeiten zu rütteln und bislang nicht genutzte gegenläufige Tendenzen zu aktivieren, bietet sich durch das rechts oder links außen „überholen"; zum Beispiel durch Fragen, welche die vorhandenen Tendenzen übertreiben und noch extremere Positionen besetzen, als sie in der Familie vertreten werden.

Die Wirkung von Übertreibungen und (fürsorglichen) Provokationen erklärt sich daraus, dass das Gesagte im Allgemeinen nicht als kränkend und verletzend erlebt wird, weil es sich als absurde Überspitzung zu erkennen gibt. Der Vorteil solcher Herausforderungen besteht darin, dass sie nur selten auf schon in Schubladen vorhandene und gewohnte Reaktionen treffen. Im Gegenteil, sie ermöglichen humorvolle, neue und dem Gewohnten zuwiderlaufende Reaktionen.

Uni- versus Multiversum

Existieren in einem Klientensystem unterschiedliche und gegensätzliche eherne Überzeugungen, was objektiv „richtig" oder „falsch" ist, so verringern sich die Chancen des Therapeuten, die neutrale Außenperspektive zu bewahren, in dem Maße, in dem er seinerseits zu wissen glaubt, wie alles „wirklich" und was das „Beste" ist. Hält er an solchen einseitigen Sichtweisen fest, so dürfte er sich bald als Mitstreiter in einem Religionskrieg wiederfinden. Stattdessen sollte er unterschiedliche Beschreibungen derselben Situation einführen und anregen. Hier erweist sich die Behandlung von Familien im Team als sinnvoll, da mehrere Teammitglieder und mehrere Familienmitglieder mit größerer Wahrscheinlichkeit mehrere Einschätzungen derselben Situation zur Verfügung stellen können.

Auch all die schrecklich vereinfachenden, monokausalen Erklärungen sollten relativiert, hypothetisch viele unterschiedliche Vergangenheiten und zukünftige Entwicklungsmöglichkeiten durchgespielt werden. Hier zeigt sich, wie offen (neutral) der Therapeut gegenüber ganz unterschiedlichen Lösungen ist. Wer weiß, wie die Familie oder der Patient am Ende der Therapie aussehen soll, kann nicht neutral sein. Daher empfiehlt es sich, lieber zu Experimenten zu ermuntern (natürlich nicht, ohne die Gefahren aufzuzeigen), statt Lösungen zu präsentieren, zu fragen, statt zu deuten, positiv zu konnotieren, statt (wenn oft auch nur implizit) abzuwerten. Dies erfordert eine gewisse Sensibilität gegenüber der eigenen Wortwahl und den negativ konnotierenden und normativen Implikationen einer pathologieorientierten, psychiatrisch-psychologischen Fachsprache. Sie transportiert fast immer irgendwelche Erklärungsmodelle und schreibt meist stillschweigend irgendwem Schuld zu. Das veranlasst dann diejenigen, die sich plötzlich mit dem Schwarzen Peter in der Hand sehen, dazu, sich für etwas zu verteidigen, für das sie eigentlich gar niemand (bewusst) anklagen wollte.

Therapie, soziale Kontrolle, Fürsorge

Die größte Gefahr, seine Neutralität zu verlieren, besteht für den Therapeuten in Situationen, in denen er glaubt, die Verantwortung für Entscheidungen seiner Patienten bzw. der Familienmitglieder übernehmen und direkt handeln zu müssen. Werden Verhaltensweisen gezeigt, vermutet, angekündigt und angedroht oder auch nur berichtet, die den in dem betreffenden sozialen Kontext gültigen sozialen Normen zuwiderlaufen, dann fühlen sich Therapeuten häufig zum Handeln verpflichtet. Sie werden dann Teil des Problemsystems, Mitspieler, die verhindern wollen, dass Tore geschossen werden. Das betrifft nicht nur Situationen, in denen es um Misshandlung, „mangelnde Krankheitseinsicht“, Suizidalität, Inzest, die Verletzung von Gesetzen usw. geht, sondern auch um weniger dramatische Fragen, wie z. B. wann ein Klaps auf die Finger eines Kindes oder eine Ohrfeige erlaubt ist, von welcher Menge an Alkoholtrinken problematisch ist oder wann man in ein Altersheim gehen sollte. Wer immer sich in diesen Fragen nicht heraushält, begibt sich in die Rolle des sozialen Kontrolleurs.

I AM YOUR BEST FRIEND!
YOU ARE YOUR OWN WORST ENEMY!
I'M NEUTRAL

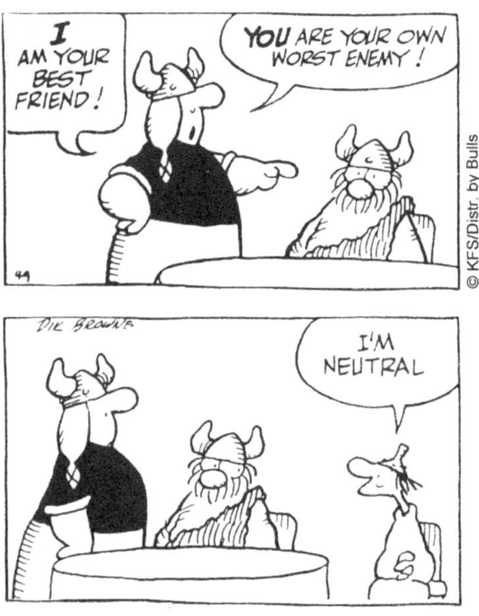

Ein häufiger, leider nicht sehr erfolgreicher Versuch, solche Situationen zu überstehen, ist die Vermischung von Therapie und Kontrolle (welcher Therapeut möchte schon gerne Polizist sein?). Es wird versucht, soziale Kontrolle als einen Vorteil und als Therapie zu verkaufen.

Beispiele: „Es ist für Sie das Beste, wenn Sie freiwillig in der Klinik bleiben." – „Sie sind krank und sollten sich die Spritze geben lassen ... Andernfalls ..."

Wenn man in der Rolle des sozialen Kontrolleurs ist, dann ist man niemals neutral, man ist Teil einer unverwechselbaren, sozialen Einheit, ein Mitspieler, der sich für bestimmte Werte und Ziele, eine bestimmte soziale Ordnung, einsetzt. Wenn man nicht mehr in seiner Rolle als Therapeut handelt, sondern als jemand, der soziale Normen vertritt und soziale Kontrolle ausübt, dann sollte man offen legen, dass man das, was man tut, nicht um des Patienten oder der Familien willen macht, sondern um sich selbst oder der öffentlichen Ordnung zu helfen (was ja nicht prinzipiell schlimm oder illegitim ist). Sollte später ein weiteres Gespräch möglich sein, hat man wenigstens eine gewisse Chance, die Neutralität wiederzugewinnen, weil man mit offenen Karten gespielt hat. Man kann dann gemeinsam besprechen, wer was getan hat, dass es zu dieser für beide Seiten unangenehmen Situation kommen konnte, und wie dasselbe sich wiederholen oder verhindern lässt.

Ebenso gut (aber meist weniger dramatisch erlebt) kann man die Neutralität verlieren, wenn man im Rahmen therapeutischer Gespräche zu der Überzeugung kommt, Hilfe sei notwendig im Sinne praktischer Fürsorge und tätiger Nächstenliebe. Fürsorge und soziale Kontrolle sind für die Existenz sozialer Systeme wichtig. Die Lebensqualität derer, die in solch einem Rahmen zu leben haben, hängt weitgehend davon ab, dass solche Rollen übernommen werden. Die Frage, die sich allerdings jeder Therapeut stellen sollte, ist, ob sich die Übernahme dieser Rolle mit Therapie vereinbaren lässt. Uns erscheint solch ein Neutralitätsverlust therapeutisch fatal. Aber: Die Stunden, in denen ein Mensch die Therapeutenrolle und seine Neutralität einzuhalten hat, sind täglich begrenzt. Nicht in jeder Situation ist Therapie etwas Sinnvolles; häufig ist soziale Kontrolle die einzig angemessene Interventionsstrategie: Wer sieht, dass eine alte Frau im Park von Straßenräubern überfallen wird, ist nicht in seiner Rolle als neutraler Therapeut gefordert, sondern in der Rolle als parteiliches, politisches Wesen, als Mitbürger, als Fürsorger und auch als Kontrolleur.

Ende gut, alles gut

Wer als Therapeut während der Sitzung seine Neutralität verloren hat, braucht nicht zu verzweifeln. Er kann sie im Abschlusskommentar wieder gewinnen, wenn er sein eigenes Verhalten problematisiert, selbstkritisch Einsicht in seine Einseitigkeit zeigt und signalisiert, dass er zumindest versuchen will, sich im nächsten Gespräch neutraler zu verhalten. So eröffnet er sich und seinen Klienten zumindest die Chance, dass es zu einem nächsten Gespräch kommt …

Konjunktivitis

Über die Entzündung des Möglichkeitssinns und die Erfindung bekömmlicherer Wirklichkeiten

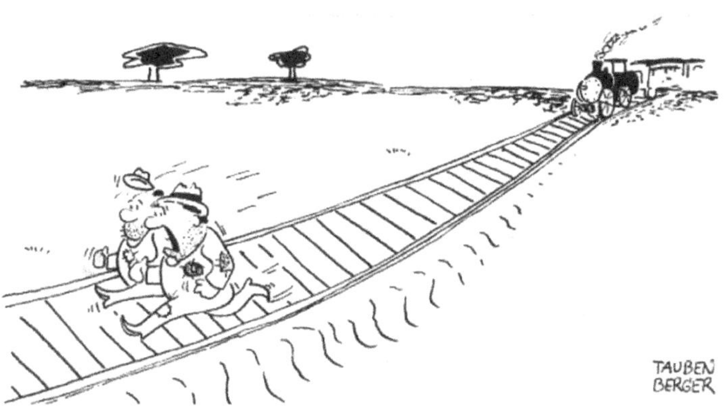

„Wenn nicht bald eine Weiche kommt, sind wir verloren."

Die Konstruktivisten unter den Psychotherapeuten gehen davon aus, dass jeder Mensch (also auch mancher Psychotherapeut) seine Wirklichkeit konstruiert. Im Laufe seiner Geschichte entwickelt er ein Bild der Landschaft, in der er sich bewegt. Diese „innere Wanderkarte" bestimmt, welche Wege ein jeder wählt. Dabei bildet solch eine Karte die Landschaft nicht ab, sondern sie gestaltet sie. Sollte Sie dieser Satz noch verblüffen, obwohl Sie sich schon längst zu den ausgebufften Konstruktivisten rechnen, so führen Sie einfach folgendes Gedankenexperiment durch: Was würde wohl passieren, wenn eine neue Wanderkarte (mit großer Auflage) auf den Markt geworfen würde, in der ein Weg quer durch eine bis dahin von allen Angehörigen des Alpenvereins und sonstigen Landstreichern unberührte Wiese eingezeichnet wäre ...? Auch wenn dort bislang lediglich einige Rindviecher wiederkäuend die Landluft genossen haben sollten und von einem Weg nichts zu sehen gewesen sein sollte, so dürfte es doch nur wenige Wochen dauern, bis andere Rindviecher, voll unerschütterlichen Vertrauens in das, was sie schwarz auf weiß (dafür nicht ganz bei Trost) von zu Hause mit sich tragen, dafür sorgen, dass diese Landschaft der Karte angepasst wird. Ein Phänomen, das bereits in der ostasiatischen Bauernweisheit „Der Weg entsteht beim Gehen“ seinen Ausdruck gefunden hat.[1] Und manchmal sind es eben nicht einfache Trampelpfade, die so entstehen, sondern Eisenbahnlinien, Autobahnen, Ferienparks usw.

Wir alle haben unsere selbstverständlichen Vorstellungen davon, welche Wege wir gehen können, dürfen, sollen oder müssen. Wie auf Gleisen[2] arbeiten wir uns von Schwelle zu Schwelle[3] und sorgen so dafür, dass die Welt, in der wir verkehren, so schrecklich wird, wie wir schon immer vermutet haben. Mancher gelangt dabei an Ziele, die er nie angesteuert zu haben beteuert (was er womöglich selber sogar glaubt). Mancher gerät unter die Räder (besonders dann, wenn seine Wirklichkeit sehr eingleisig und hart ist – hier hilft dann nur noch eine Weiche).

Könnte demnach Psychotherapie als der Prozess betrachtet werden, der dem subjektiven Weltbild eines Patienten bzw. einer Familie gemacht wird? Nein, nicht doch ..., da sind Sie auf dem falschen Bahnsteig! Dann wäre sie also ein Prozess, in dessen Verlauf Patient und Therapeut ihre Ansichten, sich selbst und gelegentlich auch einander so lange drehen und wenden, bis einer konvertiert und sie zueinander passen? Nein, wieder daneben ...: Jetzt haben Sie den Prozess der Chronifizierung be-

1 Die ursprüngliche Form dieser Weisheit lautet: „Die Wiese schwindet beim Gehen“. Diese Version wird aber von Philosophen und Psychotherapeuten weniger geschätzt, da der metaphorische Gehalt von „Weg“ erheblich höher zu sein scheint als der von „Wiese“.

2 Ursprüngliche Schreibweise im Deutschen: „Geh leise!“

3 Daher der Begriff „Schwellenangst“.

schrieben, bei dem Therapeut und Patient so strukturell aneinander gekoppelt werden wie Lokomotive und Anhänger.[4] Dritter und letzter Versuch: Therapie ist der Prozess, in dem lieb gewonnene Wahrheiten und Verhaltensmuster (meistens des Patienten, oft der Familie, manchmal des Therapeuten) so in Frage gestellt (modisch: „verstört"; oder für Anhänger der humanistischen Psychologie: „perturbiert") werden, dass die Chance der Patienten (der Familie, des Systems etc.), neue Optionen für ihr Handeln zu (er)finden (d. h. wahrzunehmen und wahrzumachen) erhöht wird. Im Idealfall wird er/sie/es dann einen (manchmal nur kleinen) Schritt nach rechts oder links vom vorgezeichneten Wege abweichen, sich von den Halt gebenden, dafür aber die Beweglichkeit beeinträchtigenden Schienen befreien und anrollende Gefahren bewältigen können (auch ohne rettenden Weichensteller).

Psychotherapie ist – so lässt sich programmatisch verkünden – die systematische[5] Förderung und Nutzung des menschlichen Möglichkeitssinns.

„Wer ihn besitzt, sagt beispielsweise nicht: Hier ist dies oder das geschehen, wird geschehen, muss geschehen, sondern er erfindet: Hier könnte, sollte oder müsste geschehen; und wenn man ihm von irgendetwas erklärt, dass es so sei, wie es sei, dann denkt er: Nun, es könnte wahrscheinlich auch anders sein. So ließe sich der Möglichkeitssinn geradezu als die Fähigkeit definieren, alles, was ebensogut sein könnte, zu denken und das, was ist, nicht wichtiger zu nehmen als das, was nicht ist. Man sieht, dass die Folgen solcher schöpferischen Anlage bemer-

4 Auch auf die Gefahr hin, dass Sie nur noch Bahnhof verstehen sollten: Die Form der Koppelung entscheidet stets, welche Richtung die so genannten prämorbiden Persönlichkeitszüge einschlagen. Das Phänomen der Chronifizierung ist übrigens ebenso bei Therapeuten zu beobachten, die zu Anhängern werden. Frage: Wie verhindert man, dass man zum Zugpferd wird?

5 Kein Druckfehler.

kenswert sein können, und bedauerlicherweise lassen sie nicht selten das, was die Menschen bewundern, falsch erscheinen und das, was sie verbieten, als erlaubt oder wohl auch beides als gleichgültig. Solche Möglichkeitsmenschen leben, wie man sagt, in einem feineren Gespinst, in einem Gespinst von Dunst, Einbildung, Träumerei und Konjunktiven."[6]

Da wir hier nicht ernsthaft empfehlen wollen, sich etwas auf Ihre Träumereien einzubilden, bleibt uns nur der Dunst der Konjunktive, um Sie dazu zu verführen, den Möglichkeitsmenschen in sich und Ihren Patienten zu entdecken. Da die beschränkte Nutzung des Möglichkeitssinns meist mit einer vollkommen wirklichkeitsfernen Überbewertung des „Realitätssinns" einhergeht, wollen wir Ihnen einige Experimente und Übungen für Klinik, Praxis und zu Hause vorstellen, mit denen Sie den Gebrauch des Konjunktivs schulen könnten, wenn Sie wollten.

Diese Übungen sollten jedoch zunächst auf keinen Fall zur Selbsterfahrung missbraucht (d. h. an eigenen Wirklichkeitskonstruktionen, Weltbildern und Werten erprobt) werden, sondern ausschließlich gegenüber den Ideologien, Irrungen, Wirrungen und Wahnvorstellungen von Patienten.

Sollten Sie unsere Übungen verfrüht oder zu viel auf sich selbst anwenden, so könnte dies katastrophale Folgen (oder so etwas Ähnliches) für Ihren weiteren Lebensweg haben. Was würde zum Beispiel passieren, wenn Sie auf einmal spürten, wie viele Möglichkeiten Sie hätten, wenn Sie dächten, dass Sie könnten? Oder gar: Wenn Sie die Möglichkeiten nutzten, die Sie sähen, wenn Sie schauten? Wenn Sie wirklich machten, was Sie meinten, was Sie sollten?

Womöglich wäre es schon schlimm, wenn Sie solche Fragen überhaupt stellten! Kommen wir zu dem Grundprinzip unserer Methode, den Möglichkeitssinn zu schulen.

6 Robert Musil: *Der Mann ohne ...* (zu „Eigenschaften" siehe „Das Ding an sich", S. 73 in diesem Band).

Hin- und weg: „Wenn dieses gar nun nicht da wäre, was würde alsdann werden?“[7]

Auch die Alpen sind bekanntlich nichts Besonderes, wenn man sich die Berge wegdenkt. Andererseits: Stellen Sie sich vor, die Zugspitze läge bei Hannover. Dann wäre das Steinhuder Meer der Starnberger See. Aber: Würde die Elbe dann ins Mittelmeer münden und die Hamburger den Föhn kriegen, oder hätte lediglich der Zug von Altona nach Göttingen Verspätung? Müsste nicht auch die ganze Geschichte umgeschrieben werden? Hätte sich Ludwig II. als Angehöriger des Hauses Hannover auch ersäuft? Würde im britischen Königshaus bayrisch gesprochen? Auf jeden Fall würden dort, wo jetzt die Medizinische Hochschule steht, Touristen das Schloss Neuschwanstein besichtigen! Doch das ist ja erst der Anfang: Welche Folgen hätte es beispielsweise in der Zukunft, dass Innsbruck dann in der Po-Ebene läge? Ganz Tirol wäre platt (nicht nur vor Staunen).

In einer Welt, in der alles mit allem zusammenhängt, hat die Veränderung eines Bestandteils Auswirkungen auf alle anderen Elemente des Systems. Da die Entwicklung solch einer Welt nicht vorhersagbar und berechenbar ist, bedarf es des Experimentes (vieler verschiedener Experimente), um wenigstens einen kleinen Teil alles dessen, was möglich sein könnte, zu (er)finden. Am kostengünstigsten lassen sich solche Abenteuer in großer Zahl und mit vielen Variationen im Kopf durchführen. Wenn man Probehandlungen und Gedankenexperimente vollzieht, erspart man sich viele unangenehme Erfahrungen und

7 Wie dieses Zitat zeigt, hat Georg Christoph Lichtenberg unsere Methode zur Erfindung alternativer Wirklichkeiten bereits vor 200 Jahren ganz schamlos abgekupfert – ein typisches „antizipatorisches Plagiat“ (nach Merton). Wir wollen aber als Entschuldigung gelten lassen, dass er das konjunktivische Denken vor allem auf den Bereich der Physik angewendet hat, was ihm wenigstens noch Raum für einen Rest von Originalität ließ.

eröffnet sich den Zugang zu manchen angenehmen Erlebnissen. Auf diese Weise kann man nicht nur das Risiko, das mit dem Experimentieren verbunden ist, begrenzen, sondern auch die Komplexität der Welt ein wenig verringern.

Einzelne Variablen lassen sich wie im Laborversuch gezielt verändern, hinzufügen oder weglassen, so dass die Wirkung ihrer An- oder Abwesenheit wenigstens annähernd abgeschätzt werden kann. Wenn es für das Funktionieren des Systems keinen Unterschied macht und alles so bleibt, wie es war, so hat der untersuchte Faktor offensichtlich für das Verhalten des Systems keine sonderliche Wichtigkeit. Die Kunst des Therapeuten besteht darin, nach solchen Unterschieden zu fragen, die für die Patienten/Familien annehmbar, bekömmlich und neu[8] sind. Zu wenig Abweichung bringt den Patienten/die Familie nur zu einem müden Lächeln, zu viel zu entsetzten, spitzen Schreien. Diese Extreme sollte jeder Therapeut vermeiden, da es weder ihm, noch sonst irgendjemandem von Nutzen ist, wenn er von seinen Patienten für einen Langweiler oder aber für völlig verrückt gehalten wird. Dennoch gilt: Es lebe der (mehr oder weniger) kleine Unterschied, nur er bringt Informationsgewinn![9]

Da soziale Systeme (Familien, Institutionen, Organisationen etc.) ihre Struktur nur aufrechterhalten, wenn irgendwel-

8 Wer den Patienten/die Familie nur in seiner/ihrer Weltsicht bestätigt und ihn/sie nur versteht, hat wenig Chancen, sein/ihr Weltbild so zu verstören, dass er/sie den Weg aus seiner/ihrer Sackgasse findet. Man sollte als Therapeut deshalb nie Fragen stellen und Kommentare geben, die auch der Friseur stellen/geben würde.

9 Dazu fällt uns eine Geschichte ein: Quizmaster: „Was ist der Unterschied?“ Kandidat: „Zwischen was?“ Quizmaster: „Gegenfragen sind nicht erlaubt!“

Die richtige, mit dem Gewinn eines Trostpreises verbundene Antwort wäre gewesen: „Eine Information“. (Sie wäre natürlich nur richtig gewesen, wenn sie gegeben worden wäre – wenn man einmal Gregory Batesons Definition, dass Information ein Unterschied ist, der einen Unterschied macht, zugrunde legt.)

che Menschen gerade die Handlungen vollziehen, die diese Interaktionsstrukturen aufrechterhalten, sollte sich das Interesse des Therapeuten oder Beraters besonders auf die Frage nach den unterschiedlichen Wirkungen von Handlungen und Verhaltensweisen richten.

Als Therapeut befindet man sich häufig in der Situation eines Taxifahrers, dessen Kunde sagt: „Ich weiß zwar nicht, wo ich hin will, aber fahren Sie bitte so schnell Sie können." Daher empfehlen wir Ihnen, Ihren Möglichkeitssinn zunächst an den therapeutischen Zielvorstellungen und Wünschen der Patienten zu erproben. Begeben Sie sich in die konjunktivische, hypothetische, imaginäre, utopische Welt des Therapieerfolgs.

Der Königsweg dorthin ist mit Fragen gepflastert, zum Beispiel: „Woran würden Sie merken, dass die Therapie hier erfolgreich ist? Woran würden andere es merken? Gesetzt den Fall, die Gespräche werden optimal verlaufen, was werden Sie anders machen als jetzt? Was werden andere anders machen?"[10]

Wenn Sie nach den Unterschieden zwischen dem, was für den Patienten noch und noch nicht Wirklichkeit ist, fragen, erfahren Sie nicht nur (und nicht nur Sie), wo der Patient hin will, sondern auch, wo er denkt, dass er sich befindet, und von wo er weg will.

Funktion oder Intention

Ob der Mensch einen freien Willen hat oder nicht, ist aus systemischer Sicht eigentlich keine sonderlich interessante Frage. Der „reine" Systemiker hält sich da raus: Er ist außen stehender Beobachter und begnügt sich mit der Beschreibung von Inter-

10 Sie haben natürlich Recht! Das sind eigentlich gar keine Konjunktive, das sind Indikative, die so tun, als ob.

aktions- und Kommunikationsmustern und -zirkeln, in denen nicht zwischen Ursachen und Wirkungen, zwischen Tätern und Opfern zu unterscheiden ist. Und er sieht natürlich nur, was er sieht, was ihn interessiert usw.

Die Schwierigkeiten, die Herr Schulze und Frau Maier miteinander haben, sehen aus dieser Perspektive dann so aus: Sein Verhalten bestimmt (zumindest zum Teil), unter welchen Bedingungen sie sich verhält, und ihr Verhalten bestimmt (wiederum natürlich nur zum Teil), unter welchen Bedingungen er sich verhält. Für den systemischen *Theoretiker* spielt es keine Rolle, ob er Rückkoppelungsprozesse beschreibt, welche die viel zitierte Zentralheizung zum Funktionieren oder aber eine Paarbeziehung zum Scheitern bringen. Er fragt nicht danach, wie der Heizkörper sich fühlt, wenn der Thermostat anspringt; er fragt auch nicht danach, was dieser blöde Thermostat sich denkt und welche Beziehung er zu seinem (Heiz-)Körper im Laufe der Jahre entwickelt hat. Diejenigen systemischen Therapeuten[11], die sich den Interaktionsproblemen von Thermostaten und Heizkörpern widmen, brauchen sich um solche Fragen nicht zu kümmern, da sie die Wirklichkeitskonstruktionen ihrer Klienten aus den Konstruktionszeichnungen der Hersteller ablesen können.

So einfach haben es diejenigen Klempner, die es mit den Störungen der Wärmeregulierung zwischen Herrn Schulze und Frau Maier zu tun haben, nicht. Sie verfügen weder über Konstruktionszeichnungen, noch können sie rein mechanisch irgendwelche lockeren Schrauben festdrehen oder Rohre verschweißen. Was sie beobachten können, sind lediglich Verhaltensweisen (verschiedener Personen), die miteinander verknüpft zu sein scheinen und sich (von außen gesehen) durch Regeln beschreiben lassen. Seine mangelnde Kenntnis über die Struktur von Herrn und Frau Meier-Schulze kann der Beobach-

11 Sog. „Klempner“.

ter dadurch kaschieren, dass er so tut, als ob sie handelnde Subjekte wären, d. h. Motive, Ziele, Ideen, Gedanken und Gefühle hätten. Er kann so tun, als ob systemische Funktionen das Ergebnis intentionaler Handlungen und die Verhaltensweisen des einen die Ursache für die Verhaltensweisen des anderen wären. Und wenn er so tut, als ob er auch solch ein mit Gefühlen etc. begabtes Wesen wäre, dann kann er versuchen, seinen Mangel an Beobachtungsfähigkeit (d. h., er kann in andere nicht hineinschauen) durch Einfühlung zu ersetzen.

Nun ist dies ja eigentlich nichts sonderlich Neues, da die meisten Leute von sich sowieso denken, sie seien handelnde Subjekte, und sehr oft so tun, als ob der eine die Schuld daran hätte, dass der andere etwas macht, von dem er sagt, er wolle es eigentlich nicht („Ich trinke Brandmeister, weil meine Frau bei mir nicht löscht"). Diese Art der Zerstückelungen interaktioneller Zirkel in geradlinige Ursache-Wirkung-Sequenzen und die damit verbundenen Schuldzuweisungen bestimmen unser Alltagsdenken, unser Rechtssystem, den Beichtspiegel usw. Aus systemischer Sicht ist solch eine Sichtweise „falsch", d. h., sie wird der wechselseitigen Bedingtheit des Verhaltens der Interaktionsteilnehmer nicht gerecht. Als einfaches Gegenmittel bietet sich, durch eine doppelte Beschreibung „Falschheit" und „Falschheit" zu addieren, so dass sich als Summe „Richtigkeit", d. h. ein der Zirkularität angemessenes Bild, ergibt.

Die Methode ist simpel. Die Zuschreibung von Ursache und Wirkung wird in allen möglichen, unmöglichen und möglichst vielen Versionen (gedanken)experimentell durchgespielt. Man fragt zunächst den einen: „Gesetzt den Fall, Sie wollten, dass der andere gerade das Verhalten zeigt, was Sie am meisten stört, was könnten Sie tun, wie könnten Sie es am besten, schnellsten, andauerndsten erreichen?" Und zur Schließung des Zirkels, das Ganze noch einmal mit umgekehrtem Vorzeichen; man fragt den anderen: „Gesetzt den Fall, Sie wollten, dass Ihr Partner sich so verhält, wie Sie es hier beklagen, wie könnten Sie es erreichen?" Und weiter, Stufe um Stufe höher (oder tiefer): „Wie könnten Sie erreichen, dass sich Ihre Frau/Ihr Mann noch mehr, öfter, länger etc. so verhält, wie er/sie es gerade geschildert hat ...?"

In dieser Frageart wird vom Therapeuten – rein hypothetisch natürlich – demjenigen, der sich über Verhaltensweisen eines anderen beklagt, (Mit-)Verantwortung für sie zugeschrieben. Dies mag zwar auf der einen Seite mit der Gefahr der Schuldzuweisung verbunden sein, auf der anderen Seite wird dadurch aber auch die Option, eine Situation zu beeinflussen, eröffnet.

Tun und Lassen

Die Veränderung eines Interaktionssystems kann dadurch vollzogen werden, dass etwas, das bislang gemacht wurde, unterlassen wird und dass etwas, was bislang unterlassen wurde, getan wird. Diese Veränderungsmöglichkeiten bieten sich auch für die experimentelle Veränderung bestehender Verhältnisse im hypothetischen Fragen: „Was würde geschehen, wenn Sie nicht mehr ... täten? Was würde geschehen, wenn Sie plötzlich zu ... begännen?"

Vergangenheit, Gegenwart und Zukunft

Derartige Veränderungen lassen sich in Vergangenheit, Gegenwart und Zukunft durchführen. Dabei wird recht rasch deutlich, dass der Mensch als historisches Wesen von der Zukunft, d. h. dem, was er erwartet, erhofft oder auch befürchtet, mindestens ebenso bestimmt wird wie von seiner Vergangenheit. Seine Motivationen sind leichter zu verstehen, wenn man die Handlungen eines Menschen zu den erstrebten oder vermiedenen Folgen, die er selbst ihnen zuschreibt, in Beziehung setzt: „Was wäre Ihrer Meinung nach damals passiert, wenn Sie … getan hätten/wenn Sie damals nicht … getan hätten? Was würde passieren, wenn Sie … in Zukunft … täten oder … ließen?“

Der kategorische Konjunktiv (konjunktivischer Imperativ) und der konjunktivische Indikativ

Fragen basieren stets auf Vorannahmen, die Sie als Implikationen mit sich herumschleppen. Manche Therapeuten, die zu wissen glauben, was für ihre Patienten gut ist und wie und wohin sie sich gefälligst zu entwickeln haben, benutzen den Konjunktiv der hypothetischen Fragen als Imperativ. Ein Imperativ, der so tut, als ob … Günstiger scheint uns, viele verschiedene Möglichkeiten in Frageform durchzuspielen und dabei zu implizieren, dass der Patient/die Familie selbst eine ihr gemäße Lösung finden wird und der Therapeut keine dieser Möglichkeiten bevorzugt.

Der Indikativ, der so tut, als ob er ein Konjunktiv wäre[12], lässt sich dazu benutzen, um hypothetischen Chancen und Hoffnungen von Patienten schon vor ihrer Verwirklichung Realität zuzuschreiben: „Stellen Sie sich vor: Sie nutzen ihre Fähigkeit, für sich selbst zu sorgen … und tun … und lassen …!“

Aber zugegeben: Der Unterschied zwischen Indikativ und Imperativ ist wohl geringer, als uns die Germanisten weismachen wollen: Beide haben einen hohen suggestiven Gehalt.

12 Das heißt: eine Landkarte, die Wege zeigt, welche noch nicht existieren, und Wege, die noch existieren, nicht mehr zeigt.

Alles in allem ...

Diese Methode ist unseres Erachtens eines der wirkungsvollsten therapeutischen Mittel. Es birgt „Sprengstoff", da es den Möglichkeitssinn derer, die sich mit der Beantwortung solcher Fragen beschäftigen, weckt und versteinerte Realitäten zerbröseln kann. Es respektiert die Autonomie derer, die sich in eine solche Konversation verwickeln, ohne den Gesprächsverlauf vollkommen dem Zufall zu überlassen. Es ist der Versuch, die Kreativität und Ressourcen derer, die Rat suchen, zu nutzen, indem das, was sie an Ideen und Vorstellungen mitbringen, neu gemischt wird. Um noch einmal Lichtenberg zu zitieren:

„Wie viele Ideen schweben nicht zerstreut in meinem Kopf, wovon manches Paar, wenn sie zusammen kämen, die größte Entdeckung bewirken könnte. Aber sie liegen so getrennt, wie der Goslarische Schwefel vom Ostindischen Salpeter und dem Staube in den Kohlenmeilern auf dem Eichsfelde, welche zusammen Schießpulver machen würden. Wie lange haben nicht die Ingredienzen des Schießpulvers existiert vor dem Schießpulver! (...) so muss man die Dinge vorsätzlich zusammenbringen: Man muss mit Ideen experimentieren."

Das Gedankenexperiment bietet aber nicht nur einen Weg, harte Wirklichkeitskonstruktionen aufzuweichen und Bewegung in eine verdinglichte Welt zu bringen, sondern auch eine Möglichkeit, erweichte Realitäten zu erhärten.

Zum Schluss noch ein Nachtrag zur Fallgeschichte unserer beiden oben abgebildeten Patienten:

Nachdem sie lange Zeit von Schwelle zu Schwelle den Schienen gefolgt waren, beschwerte sich der eine, der Weg nach oben sei doch sehr beschwerlich, da die Stufen dieser Treppe so weit auseinander seien. Sein Kamerad beklagte, das eigentlich Störende sei, dass das Geländer so niedrig sei. Bei der Beantwortung hypothetischer Fragen entwickelten die beiden gemeinsam die Idee, sie würden auf Eisenbahnschienen laufen.

Dies versetzte sie zunächst in Schrecken (siehe Abbildung), dann jedoch in die Lage, rechtzeitig zu entgleisen. Die Katamnese nach drei Jahren zeigt, dass die beiden auch weiterhin noch gelegentlich die Eisenbahn benutzten. Obwohl einer dabei aus dem Zug fiel, passierte ihm nicht viel, weil er auf eine Weiche fiel.

Horch, was kommt von drinnen raus …?!

Über das Umgehen von und mit Gefühlen

Selbst bei den besten Therapeuten kommt es gelegentlich vor, dass sie/Sie während einer Therapiestunde plötzlich – tief in Ihrem Inneren – ein Gefühl verspüren. Wie hartherzig Sie sich auch immer darstellen, Sie können nicht verhindern, dass Patienten während solch einer Sitzung irgendwelche Gefühle zum Ausdruck bringen (oder zumindest so tun, als ob …). Womöglich passiert gar beides gleichzeitig: Sie spüren, wie sich etwas in Ihnen bewegt, während Ihr Patient sich bewegt zeigt.

Sagen Sie uns, wie Sie in solch einer Situation reagieren, und wir sagen Ihnen, welch psychotherapeutischer Schule Sie sich zugehörig fühlen. Denn die kollegialen Geister scheiden sich an der Beantwortung der Frage, welche Bedeutung und Wichtigkeit den Gefühlen, ihrem Ausdruck, der „Arbeit“[1] an und mit ihnen gegeben werden sollte.

Mitfühlen oder ohne Fühlen?

Sie haben mehrere Möglichkeiten, mit dem Phänomen „Gefühl“, das die brillante Klarheit abstrakter systemtheoretischer Konzepte[2] immer wieder zu stören vermag, umzugehen. Dabei lassen sich verschiedene Arten, über Gefühle zu reden, mit unterschiedlichen Handlungsweisen kombinieren.

1 Die Popularität der Arbeitsmetapher bei vielen Kollegen spricht dafür, dass für ihr Selbstverständnis Leid immer noch wichtiger ist als Freud.

2 Wie Sie wissen, erinnern sie den unvoreingenommenen, objektiven Beobachter stets an die unverdorbene und liebliche Reinheit von Bergbächen, Alpenluft, Almen und frischer, noch kuhwarmer Milch.

1. So reden und so tun, als ob nicht ..., d. h. weder durch Worte noch durch Taten zeigen, dass Gefühlen irgendeine wichtige Bedeutung zukommen könnte. *Faustregel:* Auch wenn jemand in der Sitzung zu weinen[3] beginnt, lassen Sie sich nicht von dem einmal eingeschlagenen Weg abbringen.

Beispiel: Der sich bis dahin nur widerwillig herumlümmelnde und sich desinteressiert zeigende pubertierende Sohn beginnt zu schluchzen – Sie befragen die Eltern weiter zirkulär über die Bedeutung des gemeinsamen Bausparvertrages für den Erhalt ihrer Beziehung.

2. So reden, als ob – aber so tun, als ob nicht ..., d. h. auf der Ebene der Worte vorgeben, Gefühle seien etwas sehr Wichtiges, aber sich so verhalten, als ob sie ohne jede Bedeutung wären.

Faustregel: Reden Sie stets über Gefühle (eigene oder fremde) und lassen Sie sich dabei – auch wenn jemand weint – nicht von dem einmal eingeschlagenen Weg abbringen.

Beispiel: Der sich bis dahin nur widerwillig herumlümmelnde und sich desinteressiert zeigende pubertierende Sohn beginnt zu schluchzen, Sie reden mit den Eltern weiter über die Gefühle, die sie/Sie beim Abschluss des gemeinsamen Bausparvertrages hatten.

3. So reden und so tun, als ob ..., d. h. in Worten und Taten zeigen, dass Gefühle eigentlich das einzig Wichtige sind und ihnen die entscheidende Bedeutung zukommt.

Faustregel: Achten Sie – was immer der Patient/die Familie tut oder sagt – stets und vor allem auf die tief dahinter oder darunter liegenden[4] Gefühle (auch bei sich selbst).

3 Ersetze „weinen“ je nach Bedarf durch alle möglichen anderen Gefühlsäußerungen, z. B. „Angst zeigen“, „lachen“, „wüten“ usw.

4 Da Gefühle oft zu „sitzen“, „stehen“ oder „liegen“ pflegen, muss ihr Verhalten dem Verhalten von Lebewesen wohl sehr ähnlich sein. Wenn man häufig von „hochfliegenden“ Gefühlen spricht, aber nur ganz selten von „hängenden“ hört, ist dies ein Hinweis darauf, dass Gefühle nur bei sehr wenigen Menschen die Erinnerung an Fledermäuse wachrufen.

Beispiel: Der sich bis dahin nur widerwillig herumlümmelnde und sich desinteressiert zeigende pubertierende Sohn beginnt zu schluchzen; Sie spüren in sich den Impuls, den jungen Mann übers Knie zu legen (an Ihre tröstende Brust zu drücken ... etc.), und unterbrechen deshalb ihre Bausparvertrags-Konversation mit den Eltern; je nach psychotherapeutischer Schule geben Sie Ihren Gefühlen oder denen des Klienten Ausdruck und beginnen sich und ihn zu fragen, ob die gezeigten Gefühle die echten Gefühle sind und wem sie eigentlich gelten; Sie bemerken nunmehr den Gefühlsausdruck der Eltern und verspüren den Impuls, jetzt *die Eltern* übers Knie zu legen (an Ihre tröstende Brust zu drücken[5] ... etc.). Die unterschiedlichen psychotherapeutischen Schulen verlangen in solch einer Situation nun wiederum ganz verschiedene Vorgehensweisen: Entweder Sie müssen sich entsprechend ihrer Impulse verhalten, oder aber Sie müssen versuchen, Ihre Klienten korrigierende Emotionen erfahren zu lassen, oder Sie müssen das Ausdrücken verschütteter und verklemmter Affekte fördern und verstärken, oder aber sie müssen – wie immer – versuchen herauszufinden, wem diese Gefühle *eigentlich* gelten.

4. So reden, als ob nicht – aber so tun, als ob ..., d. h. nicht erwähnen, dass Gefühle etwas Wichtiges sein könnten, aber so handeln, als ob sie das einzig Bedeutungsvolle wären.

Faustregel: Folgen Sie stets den Impulsen, die Ihre Gefühle bei Ihnen auslösen, wenn andere ihre Gefühle zeigen – doch sprechen Sie nicht darüber.

Beispiel: Der sich bis dahin nur widerwillig herumlümmelnde und sich desinteressiert zeigende pubertierende Sohn beginnt zu schluchzen, Sie legen ihn übers Knie (drücken ihn an

5 Da die Zahl der einem einzelnen Therapeuten zur Verfügung stehenden Knie sowie die Breite seiner Brust beschränkt sind, beschließen in solchen Momenten viele Kollegen, nur noch Einzeltherapien durchzuführen oder ihre Patienten gruppenweise auf die Matte zu legen.

Ihre tröstende Brust ... etc.), verabreden mit den Eltern einen gemeinsamen Termin bei der Bausparkasse und helfen dem Sohn bei den Schulaufgaben.

Katharsis oder Katarrh

Um den Hintergrund für dieses Umgehen von und mit Gefühlen zu verstehen, muss man darauf schauen, wie Gefühle im Allgemeinen beschrieben und erklärt werden: Man „hat" sie in sich – so wie man Dinge besitzt (zum Beispiel Tassen in einem Schrank). Doch das Bild der Tassen ist zu statisch (obwohl die Assoziation zu Flüssigkeiten gar nicht so fern liegt), denn Gefühle sind Veränderungen und Bewegungen unterworfen, sie „fließen" oder „stauen sich". Doch es sind offenbar Flüssigkeiten, die der Mensch in sich (wahrscheinlich im Bauch) aufbewahrt oder gar produziert (z. B. Melancholie = schwarze Galle). Und wie bei anderen Flüssigkeiten, die man im Bauch aufbewahrt, gehen die Meinungen darüber, unter welchen Umständen man sie abgeben sollte, weit auseinander. Auch die Auffassungen darüber, wie man am schicklichsten darauf reagieren sollte, wenn man Zeuge solch eines Aktes wird, sind sehr verschieden.

Im europäisch-amerikanischen Psycho-Kulturkreis scheint es die geheime Norm zu geben, es sei gut, wenn die Gefühle herauskommen – aber bitte mit Maß und Ziel. Von demjenigen, der sie aus sich „herausbrechen" lässt, wird erwartet, dass er sie zu kontrollieren lernt. Und derjenige, der sie nicht „rauslässt", soll lernen, ihnen „freien Lauf" zu lassen. Der Mensch ist nun einmal „verklemmt", zwischen „Affektstau" und „Affektinkontinenz". Diejenigen, bei denen dieser Abfluss gehemmt oder verstopft ist, bedürfen – so die scheinbar logische Konsequenz – der Reinigung, der Katharsis. Bei den Inkontinenten „hilft" hingegen, was bei anderen katarrhalischen „Erkrankungen" auch hilft: Taschentücher, Windeln, Tropfenfänger ... Der Therapeut als Schleusenwärter[6]?

Zwei Aspekte solcher Beschreibungen fallen besonders auf: Zum einen geht es bei Gefühlen offenbar um etwas, das sich im Inneren des Individuums befindet und entweder nach draußen kommt oder aber nicht. Die Erklärung und Bedeutung der Gefühle wird eher auf individueller als auf interaktioneller Ebene gesucht und dementsprechend gefunden. Zum anderen wird das Individuum als Ganzes häufig mit seinen Gefühlen identifiziert: Wer seine Gefühle zeigt, zeigt „sich".[7] Wer sich zu sehr „ausdrückt", ist „außer sich", und wenn er (= Gefühl = Flüssigkeit) dann draußen ist, hängt es von der Temperatur ab, welchen Aggregatzustand er einnimmt: Entweder er gerät „in Wallung" und beginnt schließlich zu „kochen" – wenn es zu heiß wird –, oder aber er zeigt sich als „Eisblock" – kalt, hart und unbewegt. Wenn man die Gefühle ein wenig anheizt, kann man ihn jedoch wieder zum „Schmelzen" bringen.

„Tränen lügen nicht"[8]

Gefühlsäußerungen wird häufig ein höherer Wahrheitsgehalt zugebilligt als Worten. „Authentizität" und „Echtheit" werden dem Verhalten eines anderen erst dann zugesprochen, wenn es dem Beobachter gelingt, sich in ihn einzufühlen.

Gefühle bilden so eine wichtige Grundlage der zwischenmenschlichen Kommunikation. Da kein Mensch in seine Mit-

6 Aus Gründen des guten Geschmackes wechseln wir hier die Metapher.

7 Wenn er „sich ausgedrückt" hat, dann ist er aber keineswegs nachher leer, wie das bei einer Zahnpastatube der Fall wäre. Klar: Welche Tube drückt sich schon selber aus?

8 Michael Holm (persönliche Mitteilung).

menschen hineinschauen kann, bestehen unendlich viele Möglichkeiten, wie diese Mitmenschen sich verhalten könnten. Nutzt man die Ähnlichkeit gefühlsmäßiger Reaktionen zwischen den Menschen – fühlt man sich in den anderen ein –, so eröffnet sich die Chance, die Komplexität der Welt ein bißchen zu reduzieren. Man kann Vermutungen und Vorhersagen über mögliche Reaktionsweisen des anderen anstellen, wenn man sich vorstellt, wie man sich an seiner Stelle fühlen würde.[9]

Wenn zwei (oder mehr) Menschen sich gegenseitig verstehen, so handelt es sich um eine Auflösung (oder Neutralisierung) der interpersonellen Grenzen, die offensichtlich recht sinnvoll ist.[10] Sie verhindert, dass der Mensch autistisch durch das Weltall schwebt, und ermöglicht die Koppelung und Bindung von Individuen. Ohne Gefühle und die durch sie immer wieder zustande kommenden sozialen Systeme wäre die Menschheit schon längst ausgestorben.[11]

Außer der öffnenden, die Bildung sozialer Systeme fördernden Wirkung, die Gefühle haben, können sie auf der anderen Seite aber auch für die gegenseitige Abgrenzung, die Distanzierung und Auflösung von Bindung sorgen ... Liebe und Hass[12].

9 Auch Empathie basiert auf der Nutzung des Möglichkeitssinns, wie sie in „Konjunktivitis“, S. 47 ff. in diesem Band, beschrieben wird.

10 Wenn ein Therapeut sich mit einem Patienten identifiziert und es sich ebenso schlecht gehen lässt wie er, so heißt dies aber trotzdem nicht, dass der Patient es sich deswegen dann besser gehen lässt: Mitleid ist keine Therapie.

11 Natürlich gäbe es dann auch nicht solche lästigen „gestörten“ menschlichen Systeme wie Familien.

12 Wer an diesem für die Praxis so wichtigen Thema interessiert ist, sollte Romane statt Fachbücher lesen.

Die Vernunft der Gefühle

Aus systemischer und konstruktivistischer Sicht scheint aber auch ein anderer Aspekt dieser merkwürdigen Ereignisse, die man „Gefühle“ nennt, wichtig zu sein: Der Weg vom Fühlen zum Handeln ist nicht weit (und umgekehrt). Die Wahrscheinlichkeit, mit der man sich auf die eine oder andere Weise verhält, wird weitgehend von Gefühlen bestimmt. So lassen sich Gefühle als subjektive Beschreibungen der Realität verstehen, die es ermöglichen, ohne lange zu reflektieren zu handeln. Wenn es schnell gehen muss – in kritischen, d. h. gefahrvollen oder/und chancenreichen Situationen, in denen wenig Zeit zu abgewogener und differenzierter Analyse bleibt –, bieten Gefühle ein vereinfachendes, aber offensichtlich ganz sinnvolles Beschreibungs-, Bewertungs- und Handlungsschema. Diese Einfachheit mag der Hintergrund dafür sein, dass gefühlsmäßige Urteile meist positiv oder negativ idealisieren, schwarz oder weiß malen.

Man unterscheidet durch Gefühle – wie einige fleißige und kluge Psycholinguisten festgestellt haben[13] – zwischen „aktiv“ und „passiv“, zwischen „stark“ und „schwach“, zwischen „gut“ und „böse“. Durch das Erleben von Gefühlen werden also stets Beziehungsurteile abgegeben. Die Dramaturgie aller Western, Mythen, Märchen wie auch von *Dallas*, *Denver-Clan* und den neueren Soap-Operas dreht sich fast ausschließlich um diese drei Bedeutungsdimensionen. Sie erlauben es, eine Wirklichkeit zu konstruieren, in der eine vereinfachende Beziehungsanalyse zur Handlungssteuerung in der direkten Interaktion zwischen Menschen dient.

13 Wie Sie sicher schon bemerkt haben, zitieren wir in diesem Buch nur ganz wenige Leute namentlich. Deshalb sei C. Osgood hiermit um Verzeihung gebeten, dass wir seinen Namen nicht erwähnen.

Wenn wir mit irgendwem oder irgendwas in Interaktion treten, so kann es überlebenswichtig sein, sich schnell darüber klar zu werden, ob er (sie) oder es gefährlich oder nützlich werden könnte (Ist er/sie/es gut oder böse?). Doch auch der/die oder das Böse ist nicht mehr gefährlich, und das Gute womöglich noch viel besser, wenn man die von ihm/ihr ausgehende Gefahr/Chance unter Kontrolle halten kann (Ist er stärker oder schwächer als ich?). Aber auch dies reicht noch nicht aus, um die Situation angemessen zu beschreiben. Denn auch ein böser, schlafender Hund ist nicht gefährlich, solange man ihn nicht weckt; und auch die gute, schlafende Mutter kann nicht stillen, solange man sie nicht weckt. Es muss also noch die Frage beantwortet werden, ob der Interaktionspartner aktiv oder passiv ist. Die eigenen Gefühle bestimmen dann, welche Handlungen in der gegebenen Situation als „vernünftig“ erscheinen.[14]

Wenn ein Interaktionspartner uns gegenüber seine Gefühle ausdrückt, so macht er uns damit auch ein spezifisches Beziehungs- und Interaktionsangebot. Wie wir darauf reagieren, hängt davon ab, welches Beziehungs- und Interaktionsangebot wir darin sehen (fühlen).

Solche gefühlsmäßigen Handlungs- und Reaktionsmuster sind von Person zu Person, von Familie zu Familie sehr verschieden, je nach den guten oder schlechten Erfahrungen, die im Laufe der individuellen und familiären Geschichte damit gemacht wurden. So reagieren manche Leute eher mit „Stärke“ auf die vermeintliche „Stärke“ ihres Gegenübers, andere eher mit „Schwäche“, manche lassen sich durch seine „Aktivität“ zu

14 Es ist ein Schema, das für das Überleben der Menschheit funktionell war, solange die Wirkung solch schneller, emotional gesteuerter Aktionen begrenzt blieb. Gott bewahre uns davor, dass es für die Handlungssteuerung in der nichtdirekten Interaktion, z. B. der Politik, verwendet wird, wo die Wirkungen nicht mehr auf Individuen begrenzt bleiben.

„Passivität" verführen, manche werden dadurch aktiviert usw.[15] Wo diese Erfahrungs- und Erwartungsmuster zusammenpassen, bilden sich Paare, die gegenseitig ihre Schritte kennen und sich beim Tanzen nicht allzu oft auf die Füße treten.

Tanzstunde

Verwendet der Therapeut die Tanz-Metapher, um das interaktionelle Zusammenspiel von Gefühlen zu beschreiben, so eröffnen sich ihm erheblich mehr Optionen für sein eigenes Handeln (d. h. die Interaktion mit dem Patienten/der Familie), als wenn er bei der Metapher der gestauten inneren Flüssigkeiten bleibt. Im „Tanzen" bildet sich der zwischenmenschliche Aspekt der Gefühle ab, ohne dass dabei der körperliche, die Öffnung der Innen-Außen-Grenze betreffende Aspekt verloren geht: Auch beim Tanzen kann man ja gelegentlich einiges „ausschwitzen".

Die in der Sitzung gezeigten Gefühle (die des Patienten/der Familienmitglieder ebenso wie die des Therapeuten) können als Aufforderung zum Tanz verstanden werden.

Wenn man als Therapeut solch eine Einladung spürt, sollte man sie weder prinzipiell annehmen noch ablehnen. Das ist natürlich leichter gesagt als getan, da man meistens erst nach einiger Zeit merkt, dass man tanzt und welcher Rhythmus die eigenen Bewegungen und die des Partners bestimmt. Das ist aber keineswegs eine Katastrophe, denn es eröffnet die Chance, die eigenen Schrittfolgen als Diagnostikum zu benutzen: Irgendwie müssen sie (die eigenen Gefühle und Handlungen) zu den

15 So wird der eine der beiden Autoren dieses Buches durch die „Güte" anderer Menschen zwanghaft dazu getrieben, sich immer „böser" zu zeigen, während der andere die „Bosheit" seiner Mitmenschen durch immer mehr „Güte" bestraft.

Schritten (den Gefühlen und Handlungen) der Patienten/der Familienmitglieder passen. Anderenfalls würden der oder die Partner(in) die Tanzfläche verlassen. Kein Mensch erträgt es auf Dauer, wenn ihm nur auf die Füße getreten wird (selbst wenn er robustes Schuhwerk trägt) und er sich gegen den Rhythmus bewegen muss. Doch Harmonie sollte vom Therapeuten nicht zu hoch bewertet werden. Der gute Therapeut ist ein guter Tänzer, der sich dennoch nicht an die angebotene Schrittfolge hält.

Um vermeiden zu können, dass man sich blind in einen bestimmten Tanz einfügt, muss man einiges über die Tänze der Welt erlernen. Das berufliche Selbst-Ideal des Therapeuten sollte sich daher sowohl am Tanzschüler wie am Tanzlehrer orientieren. Um herauszufinden, zu welchem Tanz er aufgefordert wird, kann er entweder (auf der Meta-Ebene) die bislang ein- und ausgeübte Schrittweise schrittweise erfragen oder aber versuchen, beim Tanzen das Tanzen zu lernen.

Wenn man weiß, ob man zum Wiener-Walzer oder (letzten) Tango, zum Pas de deux oder zur Quadrille aufgefordert ist, kann man sich überlegen, ob man so mittanzen will (oder kann). Unserer Erfahrung nach ist es nicht sinnvoll, sich zu lange auf die Tänze einzulassen, welche Patienten und Familien anbieten (auch wenn der Therapeut persönlich seinen Spaß an ihnen haben sollte). Denn Therapie besteht darin, mit dem Patienten/der Familie neue Schrittkombinationen zu erfinden und andere Tänze zu erproben, um so sein/ihr Repertoire zu erweitern.

Am elegantesten und wirkungsvollsten erscheint uns ein guter Wechsel von Tanzen und Nicht-Tanzen. Mal gelassen vom Rande der Tanzfläche aus zuschauen, wie die anderen ihre Pirouetten vorführen und miteinander den sterbenden Schwan inszenieren, dann wieder mal eine Weile mittanzen, die Schrittfolge und den Rhythmus verändern – ohne dabei den Takt zu verlieren. Je mehr und länger man allerdings mittanzt, umso größer ist die Gefahr, dass man sich für den einen oder anderen der Beteiligten als der ideale Partner erweisen könnte. Als Teilnehmer an einer Dauertanzveranstaltung kommt man darüber hinaus ganz schön ins Schwitzen: ein weiterer Grund, warum es sich anbietet, lieber mit den Patienten/Familien über das Tanzen zu reden und nur gelegentlich neue Schrittfolgen experimentell zu erproben.

Wir haben die besten Erfahrungen damit gemacht, in der Sitzung sehr genau auf unsere eigenen Gefühle und die damit verbundenen Einladungen zum Tanz zu achten. Wir registrieren sie (stillschweigend), nehmen sie aber im Allgemeinen nicht an, sondern versuchen, durch unsere Fragen allen an der Sitzung Beteiligten die Beobachtung aus einer Außenperspektive zu eröffnen. Zirkuläre Fragen ermöglichen, gemeinsam die üblichen familiären Modetänze zu analysieren: Wer reagiert wie, wenn ein Familienmitglied sich zu Hause so verhält (die entsprechenden Gefühle zeigt) wie in der Sitzung? Welche interaktionellen Muster sind um den Ausdruck von Gefühlen geordnet? Welche Gefühle schreibt jeder dem anderen zu? Welche Folgen haben diese Zuschreibungen und Bedeutungsgebungen für die Handlungen aller Familienmitglieder und ihre Beziehungen zueinander?

Neben die Betrachtung der in den unterschiedlichen Kontexten gezeigten Tänze, kann dann noch das hypothetische Tanzen gestellt werden: Was müsste wer (z. B. der Therapeut) tun, damit wer welche Gefühle zeigt?

Beispiel: Der sich bis dahin nur widerwillig herumlümmelnde und sich desinteressiert zeigende pubertierende Sohn beginnt zu schluchzen; Sie spüren in sich den Impuls, den jungen Mann übers Knie zu legen (an Ihre tröstende Brust zu drücken ... etc.), und unterbrechen deshalb ihre Bausparvertrags-Konversation mit den Eltern. Sie beginnen, sich und die anderen Teilnehmer an der Sitzung zu fragen, wie sie es sich erklären, dass er gerade jetzt zu weinen begonnen hat. Sie signalisieren damit, dass Sie gemerkt haben, dass er weint, und Sie es für wichtig genug halten, darüber zu reden. Sie trösten ihn aber nicht und Sie legen ihn auch nicht übers Knie, d. h., Sie nehmen die Einladung zum Tanz nicht an, sondern verknüpfen sein Verhalten mit dem Kontext.

Sie versuchen nun, die Aufmerksamkeit der Beteiligten auf Unterschiede zu richten: Kommt es auch zu Hause vor, dass er manchmal schluchzt? Wenn ja, in welchen Situationen? Wer ist dann dabei, und wie reagiert er/sie? Wie reagiert der Sohn auf die Reaktion ...? Welche Reaktionen würde er sich von wem wünschen?

Den weinenden Sohn sollte man nicht nur fragen, ob er der Schilderung seiner Eltern zustimmt, sondern auch, was er meint, wie es dem Vater und der Mutter geht, d. h., wie sie sich fühlen, wenn er weint, und was sie sich dann von ihm für Reaktionen wünschen usw.

Ziel all dieser Fragen ist es, Denken, Fühlen, Handeln und Interaktion so miteinander zu verknüpfen, dass ihre künstliche Trennung, wie sie durch den „gesunden Menschenverstand“ und die verschiedenen Disziplinen der akademischen Psychologie vorgezeichnet erscheint, überwunden wird.

Beispiel: Was denken und tun Sie, wenn Sie so fühlen? Was tun und fühlen Sie, wenn Sie so denken? Was fühlen und denken Sie, wenn Sie so tun? Und was tun, denken, fühlen dann die anderen? Angenommen, Sie würden dasselbe tun und fühlen (denken und tun/fühlen und denken), aber etwas anderes denken (fühlen/tun)?

Sie mögen es für zu simpel halten: Aber auch beim Fühlen sollte man als Therapeut versuchen, Unterschiede zu machen, die Unterschiede machen.

Doch nichts spricht dagegen, auch einmal eine Stunde, weinen zu lassen ... äh ... Weinen zuzulassen, und auch seine eigenen Gefühle zu zeigen. Wichtig ist dabei nur, dass man irgendwann wieder auf die Meta-Ebene kommt und gemeinsam mit dem Patienten/der Familie die Beziehungsebene aus der Außenperspektive betrachten kann.[16]

Zusammenfassung: Nichts wird von Psychotherapeuten so gefühlsmäßig behandelt, wie der Umgang mit Gefühlen. Und dennoch: Wenn Sie sich vernünftig verhalten wollen, so folgen Sie im Zweifel Ihren Gefühlen.

16 Dennoch halten wir es nicht für sehr sinnvoll, jemanden danach zu fragen, wie er sich fühlt: Es ist eine Aufforderung zur Aufforderung zum Tanz. Hier liegt der wesentliche Unterschied zwischen der Flüssigkeits- und der Tanzmetapher: Ein unabweisbares Bedürfnis, bestimmte Tänze zu vollziehen, scheint weniger wahrscheinlich als ein unabweisbares Bedürfnis, bestimmte Flüssigkeiten abzugeben.

Das Ding an sich

Wie man „Krankheit“ erweicht, verflüssigt, entdinglicht ...

Die meisten familientherapeutischen Schulen legen großen Wert darauf zu klären, warum das eine oder andere Familienmitglied nicht zur Therapie erschienen ist. Die Therapeuten sind dementsprechend rührend um die nicht anwesenden geoder verschiedenen Mitglieder der Familie und die Bedeutung ihrer Abwesenheit für die Anwesenden besorgt. Darüber wird leicht ein Familienmitglied übersehen, das meist unsichtbar mitten im Raum steht, manchmal aber auch zwischen den Stühlen sitzt. Innerhalb der Familie wird es meist „Es“ genannt (nicht mit dem Es der Psychoanalytiker verwandt oder verschwägert!). „Schub“, „Phase“, „Anfall“, „Zustände“ sind einige andere gebräuchliche Rufnamen. Psychiater nennen „Es“ ganz einfach „psychische Krankheit“. Einige böswillige Beobachter behaupten sogar, die Ärzte hätten dieses Familienmitglied nicht nur getauft, sondern per Diagnose gezeugt. Wie auch immer ... „Es“ ist in den Augen der Familie (meist auch der Ärzte) ein wenig sympathisches Wesen, das aktiv, stark und böse ist. „Es“ „überfällt“ und „kommt aus heiterem Himmel über“ unschuldige und nichts ahnende Familienmitglieder und muss dementsprechend mit allen möglichen Mitteln und Mittelchen bekämpft und unter Kontrolle gebracht werden. Oft bleibt auch dann, wenn „Es“ nicht mehr da ist, sein Schatten zurück.

In anderen Familien ist „Es“ eher so etwas wie ein unhandlicher Gegenstand. Er befindet sich schon seit langer Zeit im Besitz der Familie, manchmal ein Erbstück seit Generationen (... erwirb es, um es zu besitzen?). Oft ist das ganze Haus um dieses behindernde Monstrum herum gebaut.

Wenn „psychische Krankheit“ von uns hier als Familienmitglied oder Objekt beschrieben wird, so ist dies weit mehr als eine Metapher: Familien gehen mit all den Phänomenen, die unter dem Etikett „psychische Krankheit“ zusammengefasst werden, wie mit einem imaginären Interaktionspartner oder Gegenstand um. Die Verhaltensweisen des „Patienten“ werden aus dem Sinnzusammenhang des situativen und interaktionellen Kontextes gelöst, als Symptom „objektiviert“ und verdinglicht. Der Patient besitzt gewissermaßen die „Krankheit“, hat sie, sie ist ihm eigen, wird zur Eigenschaft.

Das Verführerische an Krankheit als Erklärung für Verhalten ist, dass alle Beteiligten von Schuld und Verantwortung entlastet werden: Schuld ist eben die Krankheit. Die Kehrseite dieser Schuldentlastung ist die Ohnmacht, das Abgeben der Kompetenz an die Experten. Alle Beteiligten geraten gegenüber dem Verhalten des Patienten in eine Dreiecksbeziehung. Keiner hat einen direkten Einfluss auf das als symptomatisch gekennzeichnete Verhalten. Lediglich über den Umweg des Einflusses auf die Krankheit (z. B. durch Medikamente) kann solch ein Einfluss gewonnen werden. Versteht man Therapie als einen Prozess, in dem eine Familie/ein Patient gemeinsam mit einem Therapeuten eine neue Wirklichkeit konstruiert, die neue Verhaltensoptionen eröffnet und damit neue Interaktionsmuster ermöglicht, so blockiert ein jedes verdinglichtes Krankheitskonzept den Weg dahin (wie ja überhaupt meist Dinge Wege blockieren: Man denke nur an die Alpen auf dem Wege nach Italien). Doch auch die härtesten Dinge lassen sich erweichen, ihre Größe lässt sich verkleinern, ihre Dauer verkürzen, ihre Bedeutung verändern. Wie man als Therapeut einen Beitrag zum Reinweichen verhärteter Krankheitsmythen leisten kann, soll unsere Anleitung ein wenig illustrieren.

Mechanische Grundlagen

Auch wenn es allen Regeln systemischen Denkens zuwiderlaufen sollte, die besten Anregungen für den Umgang mit Objekten liefert die voreinsteinsche Physik. Große Felsbrocken lassen sich beispielsweise am besten aus dem Wege räumen, indem man sie in niedliche kleine Steinchen zerlegt. Dazu gibt es gewaltsamere oder weniger gewaltsame, elegantere oder rohere Methoden: vom Sprengen bis zum steten Tropfen. Manchmal hilft auch ein passendes Wort („Sesam öffne dich!" – obwohl dieser märchenhafte Erfolg nur vorübergehend war). Bei anderen harten Gegenständen wie Eis eignet sich vorsichtiges Erwärmen und Erhitzen (allerdings muss man dann auf plötzliche Nebel- oder Wolkenbildung gefasst sein). Übertragen wir diese Prinzipien auf die „Behandlung" des Monoliths „Krankheit", so ergeben sich folgende Techniken:

1. Vom Fels zum Schotter[1] (Die Auflösung von „Krankheit" in verschiedene Verhaltensweisen)

Krankheiten sind keine Entitäten, die man direkt beobachten könnte. Was irgendwelche Beobachter als krank bezeichnen und mit Diagnosen klassifizieren, sind Kombinationen von bestimmten Verhaltensweisen. Sie werden unter Beben und Erschütterungen zu massiven Blöcken gepresst und zu Gebirgen aufgetürmt, zu Einheiten verschmolzen. Durch Fragen nach den Bestandteilen der „Krankheit", den „kranken" Verhaltensweisen, kann man versuchen, diesen Integrationsprozess rückgängig zu machen und einen Differenzierungsprozess zu fördern (der Therapeut als Steinbeißer).

1 Anmerkung: Nicht immer sind die Therapeuten, die am meisten Schotter machen, die erfolgreichsten.

Beispiele: „Was tut Ihr Sohn, wenn er psychotisch ist?“ Die hohe Schule des Entdinglichens und des neutralen therapeutischen Verhaltens („psychotisch ist“ kann bedeuten, dass die Diagnose übernommen wird) zeigt sich erst in solch geschliffenen und zweifellos poetischen Formulierungen wie: „Was tut Ihr Sohn, wenn Sie meinen, dass er sich psychotisch verhält?“, „Was macht er anders, wenn Sie ihn für gesund halten?“ So erhält man eine mehr oder weniger lange Liste von Verhaltensweisen, die „irgendwie“ als Bestandteile der Krankheit gesehen werden. „Ihr Vater hat sieben Verhaltensweisen genannt, die er als Indizien der Krankheit Ihres Bruders sieht; wenn Ihr Bruder nur noch drei dieser Verhaltensweisen zeigt, wird Ihr Vater ihn dann immer noch für krank halten? Welche Verhaltensweisen dürfte er, ohne seine Diagnose zu riskieren, weglassen?“

2. Das Sortieren der Brocken (Differenzierung und Spezifizierung)

Gerade „psychische Krankheit“ wird oft mit der Vorstellung verbunden, sie sei immer da, chronisch, lebenslänglich. Wenn nach zeitlichen Unterschieden gefragt wird und verschiedene Intensitäten des „kranken“ Verhaltens zu verschiedenen Zeitpunkten betrachtet werden, wirkt dies wie ein Rüttelsieb: Es bleibt am Schluss relativ wenig „ewig Krankes“ übrig.

Beispiel: „Merken Sie, dass Sie krank sind, wenn Sie schlafen? Merken es irgendwelche anderen Leute? Wann war es das letzte Mal, dass Sie sich nach dem Aufstehen wohl und lebendig gefühlt haben? Wie konnte das passieren, was haben Sie an diesem Tag anders gemacht?“ Ähnliche Fragen kann man auch an andere Familienmitglieder stellen: „Zeigt sich Ihr Mann Ihrer Meinung nach am Wochenende oder während der Woche auffälliger? Wenn 100 % ganz und gar krank ist, zu wie viel Prozent ist er Ihrer Meinung nach im Moment, so wie er da sitzt, krank? Woran werden Sie in der nächsten Zeit merken, wenn er sich zu 100 % gesund verhalten wird?"

Achtung! Sie verlassen hier den Sektor unserer mechanischen Metaphern!

Höchst widerwillig müssen wir eingestehen, dass wir hier an dem Punkt angekommen sind, wo mechanische Metaphern nicht mehr ausreichen, um die Behandlung von „Krankheit" angemessen zu illustrieren[2]. Da wir trotz intensiven Nachdenkens bislang noch keine passende gefunden haben, machen wir zunächst (!) ohne weiter.

Es gibt einen wesentlichen Unterschied zwischen statischen und dynamischen Systemen: Statische Systeme behalten ihre Formen und Eigenschaften (zumindest makroskopisch) so lange, bis eine von außen auf sie einwirkende Kraft sie verändert (der große St. Bernhard[3] blieb mehr oder weniger unverändert, bis irgendwer auf die Idee kam, ein Loch in ihn zu bohren); dynamische Systeme (z. B. Menschen und Familien) hingegen bewahren ihre Formen, Eigenschaften und Verhaltensweisen nur, wenn sie aktiv aufrechterhalten werden (Sprachen, Religionen und Kulturen sterben ebenso wie Menschen, wenn sie nicht durch aktive Handlungen am Leben gehalten werden). Im Alltagsdenken der meisten Leute wird aber stillschweigend Statik vorausgesetzt. Therapeutisch geht es daher darum, Interaktionsmuster aufzuzeigen, innerhalb derer es zum Auftreten und zur Aufrechterhaltung als „krank" angesehener Verhaltensweisen bzw. der jeweiligen Ideen über „Krankheit" kommt.

2 Den Lesern, die bereits bei deren Einführung den Kopf geschüttelt haben, sei hiermit Abbitte geleistet! Wir sehen unseren Fehler ein.
3 Der Berg! Schon wieder die alte Metapher ... aber passend!

3. Kontextualisierung des Verhaltens

Nach der Verflüssigung von „Krankheit" in Verhaltensweisen, besteht der nächste Schritt darin, sie in einen Beziehungskontext zu stellen.

Beispiel: „Was macht die Mutter, wenn der Sohn sagt, er höre Stimmen aus dem Kühlschrank? Was tun die anderen Familienmitglieder, in welcher Reihenfolge? Wann hat wer begonnen, dieses Verhalten als krank anzusehen? Würde der Sohn auch sagen, dass er Stimmen aus dem Kühlschrank hört, wenn er allein mit dem Vater in der Küche wäre? Was hat bisher wer probiert, um das Symptomverhalten des Patienten niederzuhalten, wegzubekommen etc.?" Nur zu oft sind es ja bekanntlich (weiß eh jeder) die Lösungsversuche, die Problemen zu einem langen Leben verhelfen.

4. Der/die unsichtbare Dritte (Krankheit als Familienmitglied)

Kommen wir zum Anfang zurück, zur „Krankheit" als Familienmitglied. Hat sich erst einmal die Vorstellung einer dauerhaften Krankheit oder Behinderung in einer Familie eingenistet, so wird mit diesem imaginären Wesen sehr schnell umgegangen wie mit anderen Personen auch. Die Krankheit wird wie andere Dritte auch (Kinder, Therapeuten, Großmütter, Eigenheime etc.) zur Gestaltung von Beziehungen verwendet. So bewährt sie sich besonders gut zur Nähe-Distanz-Regulation („Schatz, lass mich bitte in Ruhe, ich habe heute meine Migräne!" – „Bleib doch bei mir, ich habe wieder solche Angst!"); sie bietet sich aber auch als Koalitionspartner, wenn Ziele angesteuert werden, die alleine unerreichbar scheinen; zur Konfliktumleitung, zur Vermeidung einer bedrohlichen Veränderung etc. Vor allem aber bietet sie sich als Interaktionspartner, mit dem sich alle Ambivalenzen zwischen Autonomie- und Abhängigkeitswünschen gut erleben und erproben lassen („Sie lässt mich nicht los“; „Ich habe gegen es angekämpft“; „Ich versuche, Macht über sie zu gewinnen“ etc.).

Es erweist sich immer wieder als nützlich, diese Geister-Interaktion spielerisch in den Fokus der Aufmerksamkeit zu rücken. Gegebenenfalls kann der Therapeut auch Verwandtschafts- und andere Verhältnisse zwischen Krankheit bzw. Symptomen und Familie erfinden, um so die Beteiligten zu einer neuen Sicht, die auf interaktionelle Zusammenhänge blickt, zu verführen. Krankheit verliert dadurch ihren Charakter als höhere Macht, und der Einzelne gewinnt wieder einen gewissen Einfluss.

Beispiele: „Wenn sich Ihre Tochter gegen die Mutter durchsetzen will, gelingt ihr das leichter mit oder ohne Magersucht?“ – „Was ist günstiger, um Abstand von Ihrem Vater zu gewinnen, wenn Sie sich mit der Manie oder der Depression einlassen?“ – „Angenommen, Sie schickten Frau Angst in Urlaub, würden sie dann häufiger oder seltener ausgehen?“ – „Ist Ihr Sohn Ihrer Meinung nach mit seiner Krankheit erst verlobt oder schon verheiratet?“ – „Werden Sie das nächste Mal mit oder ohne Krankheit kommen? Was wird die Krankheit dazu sagen, wenn Sie sie zu Hause lassen?“ – „Angenommen, die Depression spricht auch in diesem Herbst wieder eine Einladung an Ihre Frau aus, wird sie die eher annehmen oder ausschlagen?“ – „Wenn die Krankheit die Familie plötzlich verlassen würde, bei wem würde sich dadurch am meisten verändern? Zum Positiven, zum Negativen? In welchen Beziehungen?“

Versteinern, leicht gemacht

Zum abrupten Schluss ein einziger, aber hinreichender Ratschlag: Sei stets sicher, dass es das, was einen Namen hat, auch wirklich gibt!

It's more fun to compete[1]

Über den therapeutischen Umgang mit hoch symmetrischen Beziehungen

Wer kennt sie nicht ...

... die „verclinchten" Paare, die hilflos mit ihrer trotzig-magersüchtigen Tochter kämpfenden Eltern, den „Alkoholiker" und seine Frau, welche dort Kontrolle sucht, wo er sie verloren zu haben vorgibt, das Arztehepaar, das sich – Halbgott gegen Halbgott – bis aufs Skalpell bekämpft, den „Moralisten", der sein Kind vor der „schiefen Bahn" zu „retten" versucht, usw. Gemeinsamer Nenner: Jeder versucht, die seine Sicht bestätigenden Interpunktionen als verbindlich, wahr, richtig und gut durchzusetzen. Jeder beschuldigt den anderen und wertet ihn ab; was immer der andere tut, bestätigt die negativen Vorerwartungen des Beziehungspartners. Meta-Kommunikation und „Beziehungsklärung" können ohne Dritte nicht funktionieren, da alles, was in der Beziehung gesagt oder getan wird, schon wieder Teil der Beziehung ist und die Vorerfahrungen der Beteiligten bestätigt, ein Spiel ohne Ende ...

Es geht um die Frage, wer bestimmt, was als Realität in der Beziehung gilt. Dritte werden als Bündnispartner einbezogen (wenn einer befürchtet, zu unterliegen) oder als neutralisierende Schlichter (wenn einer droht, aus der Beziehung auszusteigen, oder zu viel Nähe entsteht). So zieht das Muster mit den Jahren immer weitere Kreise unter Einbeziehung von Bekannten, Rechtsanwälten, Seelsorgern, Laienhelfern und „armen" Therapeuten (die nichtsdestoweniger daran reich werden können). Auch Krankheiten können eine solche Rolle übernehmen; aller-

1 alte Flipper-Weisheit

dings reduzieren sie oft nur vorübergehend die Eskalation und werden selbst wieder Mittel, den Kampf aufrechtzuerhalten („meine Depressivität gegen deine Herzphobie"). Der Hintergrund ist meist die Ambivalenz zwischen der Angst, seine Selbstbestimmung und Autonomie zu verlieren und dem anderen ausgeliefert zu sein, und der Angst vor dem Alleinsein, dem Verlassenwerden, der Isolation. Die fatale Idee, die Beziehung kontrollieren zu können, verspricht eine vermeintlich „logische" Lösung für dieses Dilemma. Gelänge dies, so bliebe man in Beziehung und könnte doch selbst bestimmen. Lediglich „vermeintlich" logisch ist diese Idee, weil sie höchst irrational ist: Die Eigenschaften einer Beziehung sind immer auf die Merkmale aller daran Beteiligten zurückzuführen; kein Apfel ist alleine „größer".

Solange nur einer dieser Idee folgt, geht alles (mehr oder weniger) gut: Eine komplementäre Beziehung entsteht. Schwierig wird's, wenn beide gleichzeitig versuchen, die Kontrolle zu übernehmen. Jeder bestätigt den anderen in seinen bösen Ahnungen ...

Man nehme ...

Oberstes Prinzip für den Therapeuten ist, sich so zu verhalten, dass die Symmetrie und die ihr zu Grunde liegenden Prämissen gestört werden und Komplementarität wahrscheinlich oder zumindest möglich wird. In unserer Praxis haben sich einige „Rezepte" dazu besonders bewährt. Wie für andere Kochbücher gilt auch hier, dass man nicht alle Rezepte gleichzeitig befolgen, sondern jedes Ma(h)l die Zutaten neu variieren sollte:

1. Der Therapeut spricht die Meta-Ebene (Beziehungsebene) an

Während die Patienten meist versuchen, auf der Inhaltsebene bezüglich vergangener Ereignisse zu einer Klärung zu kommen, mache man die Beziehung zum Gegenstand des Gesprächs. Die Chance wie auch das Risiko des Therapeuten ist es, der Dritte im Bunde zu sein. Fast immer ist es der geheime Auftrag an ihn, Nähe und Distanz zu regulieren. Meist haben symmetrische Paare einen anderen Dritten verloren, bevor sie in die Therapie kommen. Es ist also wichtig, die Beziehung zum Therapeuten zu thematisieren. Die einzige Möglichkeit innerhalb einer symmetrischen Beziehung „Beziehungsklärung" vorzunehmen, besteht im Stellen von dummen Fragen. Man vermeide Interpretationen (wer interpretiert, sagt implizit, er wüsste, wie etwas wirklich ist; wer fragt, bleibt bescheiden und lässt dem anderen den Status des Wissenden). Noch besser ist es, hypothetische Fragen zu stellen, um deutlich zu machen, dass man keinerlei Ambitionen hat, die Wirklichkeit anderer Leute zu definieren.

Beispiele: „Wie müsste ich ihre Situation beurteilen, damit wenigstens einer von Ihnen beiden unzufrieden ist?"; „Was könnte ich tun, damit die Situation noch schlimmer wird?"; „Wenn unser Gespräch jetzt so weitergeht wie bisher, was werden Sie am Ende der Stunde darüber denken?"

Das Neutralitätsdilemma kann man am besten verdeutlichen, indem man hypothetisch fragt, was man in wessen Augen alles falsch machen kann: „Was müsste ich tun, damit Sie bzw. Ihr Ehemann bestimmt nie mehr wiederkommen?"; „Was müsste ich sagen, damit sich Ihr Partner unverstanden fühlt?".

2. Der Therapeut verhält sich komplementär

Wer zu symmetrischem Verhalten neigt, wird auch den Therapeuten dazu einladen, mit ihn um die Beziehungsdefinition zu konkurrieren. Einer solchen Einladung sollte man besser nicht folgen. Wenn man in Gefahr ist, sich mit dem/den Patienten zu verhaken, verschiebe man den Fokus der Aufmerksamkeit oder gehe in eine komplementäre Position (der Patient hat im Zweifel immer Recht). Man gestehe Fehler ein, zeige sich ratlos, bitte um Hilfe („Was können Sie mir raten, was ich jetzt tun soll?“).

3. Den Dritten gibt's nur, wenn er nicht mehr gebraucht wird

Wenn der Therapeut erst als Dritter die Aufgabe der Nähe-Distanz-Regulation übernommen hat, ist die Therapie die Lösung des Problems geworden. Wenn die Therapie aufhört, ist das Problem wieder da. In die Therapie zu gehen bedeutet: „Wir bemühen uns um Veränderung.“ Es bedeutet aber nur zu oft auch: „Wir brauchen im Alltag nichts zu verändern.“ Oft wird sogar in der Therapie stürmisch gekämpft, zu Hause kann dann die Ruhe vor dem nächsten Sturm herrschen.

Die Suche nach einem solchen Dritten in der Person des Therapeuten lässt sich nutzen. Man gebe z. B. die folgende Hausaufgabe:

„Bevor ich Ihnen ein weiteres Gespräch anbieten kann und bevor wir gemeinsam entscheiden können, ob weitere Gespräche sinnvoll sind, muss ich einen klaren Auftrag haben, in welche Richtung ich arbeiten soll. Schreiben Sie mir deshalb gemeinsam einen Brief, in dem drinsteht, wie Ihre Beziehung nach einer gelungenen Therapie aussehen wird. Beschreiben Sie, wie Sie dann zusammenleben, möglichst konkret. In diesem Brief sollte nur stehen, was Sie beide guten Gewissens unterschreiben können.“

Durch diesen Auftrag fordern wir ein komplementäres Verhalten der Beteiligten zueinander und dem Therapeuten gegenüber. Der Brief kann nur geschrieben werden, wenn die beiden sich über ihre künftige Beziehung zumindest in einigen Punkten einigen und ihre Beziehung definieren. Das Erreichen eines wichtigen Therapieziels wird so zur Voraussetzung der Therapie gemacht. Der Dritte wird überflüssig. Die „eigentliche" Therapie findet zu Hause in der Zeit, bevor der Brief geschrieben wird, statt.

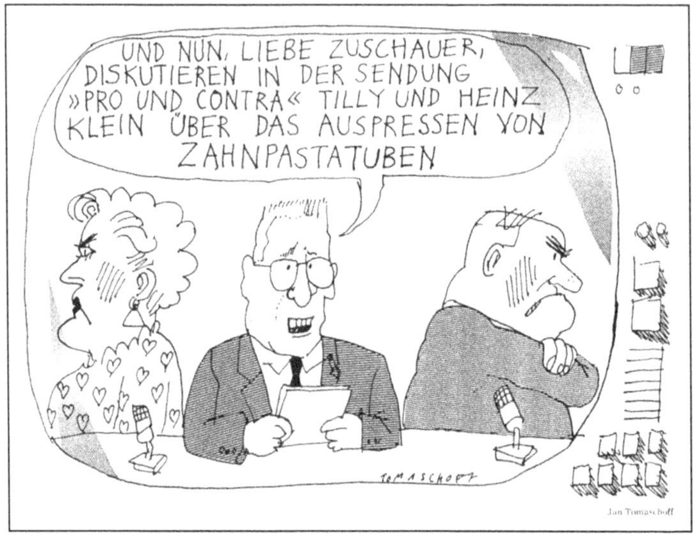

UND NUN, LIEBE ZUSCHAUER,
DISKUTIEREN IN DER SENDUNG
»PRO UND CONTRA« TILLY UND HEINZ
KLEIN ÜBER DAS AUSPRESSEN VON
ZAHNPASTATUBEN
TOMASCHOFF
Jan Tomaschoff

4. Man bietet keine „Therapie" an

„Therapie" ist per se ein Kontext mit der impliziten Botschaft: „Ihr seid nicht in Ordnung, ihr müsst euch verändern, wir wissen, was für euch gut ist!" Dies ist ein Angebot für einen symmetrischen Clinch. Man biete daher keine Therapie, sondern höchstens begleitende Gespräche an. Man definiere den Therapeuten als denjenigen, der aufpasst, dass sich nicht zu schnell zu viel verändert, oder warne vor den möglichen negativen Folgen von Gesprächen.

5. Die Beziehungen in Frage stellen

Die Angst vor dem Verlassenwerden kann man auf verschiedenen Ebenen nützen: in der Beziehung des Paares, in der Beziehung zum Therapeuten. Der Therapeut sollte keine langfristigen, „eheähnlichen« Beziehungen anbieten. Es ist günstig, immer nur einen weiteren Termin zu vereinbaren und sich eher skeptisch zu zeigen. Indem die therapeutische Beziehung in Frage gestellt und unsicher gehalten wird, vertreten die sich symmetrisch verhaltenden Patienten eher gemeinsam die Gegenposition. Sie betonen die Nützlichkeit der Gespräche und kämpfen für deren Weiterführung. Wenn sie aber beweisen wollen, dass diese sinnvoll sind, müssen sie Veränderungen zeigen. Wenn beispielsweise der Therapeut den Raum verlässt, um eine Pause zu machen, wird dies meist als Bedrohung der Beziehung zu ihm erlebt und anschließend weit weniger symmetrische Interaktion gezeigt.

Auf der Ebene der Paarbeziehung zeige man sich lieber erstaunt, wie zwei solch unterschiedliche (ähnliche) Menschen zueinander gefunden haben und zusammenleben können. Man nehme hypothetisch eine Trennung oder Scheidung voraus und kläre, wie das Leben eines jeden ohne den anderen aussähe („Wer bekommt die Kinder?"; „Wer wird besser damit fertig werden?"). Beide Strategien dienen dazu, dass die Patienten übereinstimmend die Beziehung verteidigen und ihre Aufmerksamkeit auf deren positive Aspekte richten. In diesem Sinne kann auch die Aufgabe wirken, die beiden sollten sich darüber einigen, ob der Therapeut eher in Richtung auf eine faire Trennung oder auf ein besseres Zusammenleben hinarbeiten soll.

6. Umdeutung, positive Konnotation

Man bewerte das Symptom (den Streit) positiv und deute es um. Beispiel: „Sie sind beide Menschen, die sich auf eine sehr intensive und enge Beziehung zueinander eingelassen haben und emotional sehr verbunden sind. Das ist zwar einerseits sehr schön für Sie, aber offensichtlich auf der anderen Seite auch Ihr Problem. In solch einer gefühlsmäßig sehr nahen Beziehung wird jeder früher oder später unsicher darüber, ob er irgendetwas deswegen macht, weil er es will oder weil der andere es will. Außerdem entsteht in solch einer engen Beziehung eine Unsicherheit darüber, ob man überhaupt ohne den anderen leben kann. Wenn solche Unsicherheiten aufkommen, sind Auseinandersetzungen sehr hilfreich: Sie beweisen einem selbst und dem anderen, dass man auch ohne ihn leben kann und dass man sich von ihm unterscheidet und ein eigenständiger Mensch ist." Akzeptieren die Patienten diese Umdeutung, so verlieren die Streitigkeiten ihre existenzielle Bedrohlichkeit, aus gegenseitiger Abwertung wird Aufwertung, aus der Drohung des Beziehungsabbruchs wird ein Zeichen der Gemeinsamkeit und Nähe … Angenommen werden solche Umdeutungen allerdings nur, wenn sie *passen,* das heißt, wenn die Patienten sich darin irgendwie wiedererkennen und verstanden fühlen.

7. Symptomverschreibung, So-tun-als-ob …

Umdeutungen kann man mit verschiedenen anderen Interventionsformen kombinieren. So bietet sich bei der zuvor beschriebenen Umdeutung eine Symptomverschreibung an: „Immer wenn einer von Ihnen sich dem anderen so nahe fühlt, dass er unsicher darüber wird, ob er ohne den anderen wirklich leben könnte, soll er eine Auseinandersetzung anzetteln …"

Stets geht es darum, die Bedeutungen von Handlungen zu verändern und auf diese Weise die Automatismen von gewohnten Interaktionsabläufen zu stören.

Beispiel für So-tun-als-ob bei einer Alkohol-Ehe: „Für die nächsten vier Wochen wollen wir Ihnen ein Experiment vorschlagen. Einmal pro Woche sollen Sie, Frau X, gerade dann, wenn Sie die Seiten an Ihrem Mann bemerken, die Sie mögen, sich abwertend und kritisch zeigen. Und Sie, Herr X, sollen gerade dann, wenn Sie an einem Tag keinen Alkohol getrunken haben, mit ein bisschen Cognac gurgeln und ihrer Frau die Fahne präsentieren."

8. Aus Opfern „Täter" machen

Eine der Paradoxien symmetrischer Interaktionen ist, dass jeder bestimmen will, d. h., er versucht, „Ursache" für das zu werden, was der andere macht, erlebt aber stets den anderen als „Ursache" für das, was er selber macht. Jeder sucht die Macht und erlebt sich machtlos. Beides wird relativiert, wenn der eigene Beitrag an der Gestaltung der Interaktion ins Blickfeld gerückt wird. Beispiel: „Gesetzt den Fall, Sie wollten ganz sicher erreichen, dass Ihre Eltern Sie wieder zwangsweise in die Psychiatrie einweisen lassen, wie könnten Sie das schaffen, was müssten Sie tun, wie müssten Sie sich zeigen?"

9. Nutzung der Symmetrie

Sich symmetrisch zu verhalten, sich auf „Kämpfe" einzulassen, ist eine Fähigkeit der Patienten, die sich für therapeutische Zwecke nutzen lässt. Man kann dies tun, indem man die Patienten „verführt", sich dem Therapeuten bzw. dem von ihm Gesagten gegenüber symmetrisch zu verhalten und so etwas zu verändern.

Beispiel: „Ich bin zu der Überzeugung gekommen, dass gerade das Sich-uneinig-Sein die beste Garantie für den Fortbestand Ihrer Beziehung ist. Würden Sie sich öfter gegenseitig zustimmen, so würde es früher oder später einem von Ihnen zu eng oder zu langweilig werden. Ich kann Ihnen also vorläufig noch nicht raten, sich häufiger zu einigen."

Eine andere Möglichkeit, die Symmetrie zu nutzen, bietet beispielsweise eine Wette mit dem oder den Patienten: „Ich wette, dass Sie in den nächsten vier Wochen ..."

10. Eine höhere Macht einführen

Man führe eine äußere Instanz (einen unpersönlichen Dritten) ein, der in Konfliktfällen entscheidet: eine Münze werfen oder Würfeln ... Auf diese Weise können Entscheidungen getroffen werden, ohne dass einer das Gesicht verliert.

11. Paradoxe Verschreibungen

Logische Paradoxien entstehen, wenn zwischen Teil und Ganzem nicht unterschieden wird. „Wirklich" paradoxe Verschreibungen entstehen, wenn man z. B. einen Teil einer Person aus ihrer Ganzheit herauslöst, als getrennte Einheit definiert und mit der Person interagieren lässt.

Beispiel: „Ich bin zu der Überzeugung gekommen, dass Ihr Trotz (Stolz, Bindung, Abhängigkeit etc.) zurzeit stärker ist als Sie und auch als ich."

Entweder der Patient gewinnt diesen Kampf gegen den Trotz, dann kann er in Zukunft auch einmal verlieren; oder aber er fügt sich in die Niederlage dem Trotz gegenüber, dann hat er ebenfalls das symmetrische Beziehungsmuster aufgegeben. Das Entweder-oder des Gewinnens oder Verlierens wird so ad absurdum geführt.

12. Ungleichzeitigkeit statt Gleichzeitigkeit

Eigentlich ist es ja überhaupt kein Problem, wenn beide Partner bestimmen wollen, ihre konkurrierenden Bedürfnisse befriedigen wollen, usw. Schwierig wird es nur, wenn sie etwas gleichzeitig wollen, was nur nacheinander geht. So kann man mit ein und demselben Auto sehr wohl nach Hamburg und nach München fahren, nur eben nicht zur gleichen Zeit. Die Annahme, dass eine Beziehung immer die gleiche bleiben müsse und die Rollenverteilungen stets unverändert zu sein hätten, führt dazu, dass immer der oder dieselbe oben liegen muss und die Möglichkeiten des Schichtwechsels und der Rotation nicht genutzt werden. Durch Verhaltensverschreibungen, welche ein Nacheinander als Regel einführen, kann aus Konkurrenz Kooperation werden.

Beispiel: An jedem Tag mit einem geraden Datum soll er im Konfliktfall einmal (auf keinen Fall häufiger) das machen, was sie wünscht, und mit einem ungeraden sie einmal das, was er wünscht.

12a.[2] *Aus „Ernst" mach „Spiel"*

Konkurrenz kann auch Spaß machen, das sollte man nicht vergessen; und im Allgemeinen macht es den Beteiligten (wenn auch nicht nur, so doch auch) Spaß. Erst durch die Unterschiede zu anderen bemerken wir unsere Individualität.

Kein Mensch findet es auf die Dauer vergnüglich, allein Mensch-ärgere-dich-nicht zu spielen … Diesen „Sport-Spiel-Spannungs"-Aspekt sollte man als Therapeut neben all dem Leid, das mit symmetrischer Interaktion verbunden sein kann, nicht aus dem Auge verlieren. Diese Seite des „Kämpfens" kann man z. B. durch die Implikationen seiner Fragen vermitteln: „Wann haben Sie zum letzten Mal lustvoll miteinander konkurriert?"; „In welchen Situationen macht es am meisten Spaß zu

2 Zu dieser Nummerierung wurden wir durch die Zählweise der Zimmer und Etagen in Hotels angeregt; schließlich wissen wir: Aberglauben bringt Unglück!

rivalisieren?"; „Welche anderen Spiele spielen Sie noch miteinander?"

Scheitern, leicht gemacht

Statt einer Zusammenfassung eine Hausaufgabe für Therapeuten, die symmetrische Eskalationen üben wollen:

a) Versuche mit den Patienten stets auf der Inhaltsebene herauszufinden, was irgendwann einmal früher wirklich war!

b) Stelle dich auf die Seite dessen, der Recht hat!

c) Mache es zu deinem ureigensten Anliegen, zu vermitteln und zu versöhnen!

d) Kämpfe um den therapeutischen Erfolg!

e) Denke niemals an den Satz: „It's more fun to compete"!

Alles klar – keiner weiß Bescheid

Über die Unmöglichkeit, eindeutig zu kommunizieren

Wer schon einmal in einer psychiatrischen Anstalt gearbeitet hat oder das zweifelhafte Vergnügen hatte, dort als Gast des Hauses längere Zeit zu verweilen (aus welchen Gründen auch immer), kennt den Typ von Patienten, der sich felsenfest davon überzeugt zeigt, dass in seinem Weisheitszahn ein Sender eingebaut ist. Von ihm fühlt er sich direkt oder indirekt auf mysteriöse Weise beeinflusst. Solche Patienten halten sich also für so etwas Ähnliches wie einen Radioapparat, der empfängt, was von einer Art Rundfunksender ausgestrahlt wird. Auch wenn diese Selbstbeschreibung etwas ungewöhnlich ist, so gibt sie gar kein so unpassendes Bild von der Selbstbezüglichkeit menschlichen Denkens und Fühlens und der Schwierigkeit, zwischen innen und außen zu unterscheiden – schließlich ist solch ein Sender bzw. Weisheitszahn ja ein Teil des betreffenden Patienten. Die Frage, die ihn wahrscheinlich beunruhigt, ist, wer der Programmdirektor dieses Senders ist (und den vermutet er offensichtlich nicht nur außerhalb seines Zahns, sondern auch außerhalb jeglicher Weisheit). Er fühlt sich von fremden Mächten manipuliert, gesteuert und in seiner Autonomie beeinträchtigt.

Empfänger-Sender-Metaphern sind aber nicht nur bei Patienten seit Erfindung des Rundfunks überaus populär. Auch Therapeuten halten sich häufig für so etwas wie den Nord-, Süd- oder Westdeutschen, den Österreichischen oder Schweizerischen Rundfunk. Einige halten sich gar für den Sender Freies Europa, da sie ihr Programm für ethisch besonders hochstehend und befreiend erachten (sie sind eben einfach sendungsbewusst).

Was diese Therapeuten und ihre Patienten verbindet, ist eine Vorstellung von Interaktion und Kommunikation, die einem geradlinigen Ursache-Wirkung-Mechanismus folgt. Der Therapeut (oder auch der für die Sendung des Weisheitszahns verantwortliche Redakteur) schickt eine Botschaft und der Patient quittiert den Empfang. Die stillschweigende und gerade deswegen so trügerische Vorannahme ist, dass der Therapeut (oder die „magische Macht"[1], die sich den Luxus eines eigenen Senders in einem fremden Zahn leistet, ...) *bestimmen* könnte, welche Nachricht bei dem Patienten ankommt.

Die meisten Kontroversen über die Technik und Ethik der Psychotherapie basieren auf solch einer etwas schlichten Vorstellung menschlicher Kommunikation. So konnte man als „strategischer" oder „systemischer" Therapeut vor einigen Jahren keinen familientherapeutischen Kongress besuchen, ohne von „nondirektiven" Kollegen den Vorwurf zu hören, man manipuliere seine Patienten (... als ob man das so einfach könnte!). Heute hört man gelegentlich von Kollegen, die sich bemühen, einem ganz besonders streng systemischen oder systemisch besonders strengem oder besonders systemisch strengem Über-Ich der „Kybernetik zweiter Ordnung"[2] gerecht zu werden, die besorgte, mit Skrupeln getränkte und von Selbstzweifeln zermarterte Frage (Feststellung): „Aber ich will (darf) doch nicht instruktiv interagieren?!"

1 Abkürzung meist leichtfertigerweise: „Mama".

2 Für diejenigen, die nicht von vornherein wissen, was mit diesem Schlagwort gemeint ist: Es handelt sich hier um eine Sichtweise der Kybernetik und Systemtheorie, nach der in jeder Aussage über ein System auch eine Aussage über denjenigen, der sie macht, enthalten ist. Diese Idee wurde ursprünglich von Carl Auer, später dann von Heinz von Foerster, Humberto Maturana, Francisco Varela und anderen weiterentwickelt (auf den Schultern Auers stehend konnten sie weiter blicken).

Wie diese Kollegen auf solche Fragen kommen, lässt sich relativ einfach erklären: Sie haben Regeln, die einen Sachverhalt beschreiben, mit Regeln verwechselt, die bestimmte Handlungsweisen vorschreiben. Das Prinzip solch einer Verwechslung lässt sich folgendermaßen illustrieren: Da man mit Autos nicht fliegen kann, muss man das Fliegen mit Autos verbieten. Diese Vorschrift wird dann in die Straßenverkehrsordnung aufgenommen und ihre Einhaltung durch Radarkontrollen[3] polizeilich überwacht.

Wer sich zum Anwalt der Forderung macht, dass es Therapeuten verboten werden sollte, instruktiv zu interagieren, argumentiert nach diesem Muster. Doch dieser Irrtum ist verständlich: Schließlich sollte man schon irgendeine Konsequenz aus der Einsicht ziehen, dass es keine „instruktive Interaktion" gibt (bei der einseitig der eine Interaktionspartner – z. B. der Therapeut – bestimmt, wie der andere – z. B. die Frau des Therapeuten – sich verhält). Wozu könnte man sonst all die schönen Regeln gebrauchen, mit denen man das Funktionieren unserer Welt *be*schreiben kann, wenn man nicht auch irgendwelche vorschreibenden Regeln für sein eigenes alltägliches Handeln daraus ableiten könnte?

Erster kommunikativer Imperativ

Der erste, einfachste und deswegen wahrscheinlich in seinen Konsequenzen am weitesten reichende Grundsatz, den jeder Therapeut für seine Interaktion und Kommunikation mit Patienten (oder deren Familien), wie auch mit Kollegen (oder deren Familien) oder auch mit sich selbst (oder seiner Familie) aus der Unmöglichkeit instruktiver Interaktion ableiten sollte, lautet:

3 Was bei Tieffliegern ja gar nicht einfach ist.

Versuch 's gar nicht erst![4] Wie die Versuche, mit Autos zu fliegen, enden die Versuche, Patienten zu steuern, auch entweder in der Stagnation oder einer Bruchlandung.

Die Eindeutigkeit der Uneindeutigkeit und die Uneindeutigkeit der Eindeutigkeit

Der Unterschied zwischen technischer und menschlicher Kommunikation, zwischen der Informationsübermittlung von einem Telefon zum anderen und den Versuchen zweier Menschen, sich gegenseitig verständlich zu machen und zu verstehen, ist groß. Die Signale, die man in den einen Apparat hineinsteckt, kommen deswegen einigermaßen wieder erkennbar aus dem anderen heraus, weil beide Telefone ähnlich gebaut sind und es nur um die Form der übermittelten Geräusche geht, nicht aber um ihre Bedeutung. In der Technik ist es also in erster Linie eine Frage der „Hardware". Ganz anders verhält es sich bei der menschlichen Kommunikation. Hier geht es mehr um die „Software"[5]. Obwohl es auch hier meist gelingt, den von den Stimmbändern des einen erzeugten Lärm unverfälscht zum

4 Die hier zitierten Maximen sind auch als Auer'sche Imperative in die Literatur eingegangen. Auers erster kommunikativer Imperativ lautet: „So groß die Versuchung auch sei, versuche nie ein lebendes Wesen nach deinem Bilde zu gestalten (das steht nur Ihm zu)!" (zitiert aus Carl Auer: *Instruktionen für eine instruktionsfreie Interaktion*, Klosterneuburg 1947). Zweifellos ist diese Formulierung Konsequenz der Auseinandersetzung zwischen Carl Auer und Bertolt Brecht über das Wesen der Liebe. Brecht dazu: „Was tun Sie", wurde Herr K. gefragt, „wenn Sie einen Menschen lieben?" – „Ich mache einen Entwurf von ihm", sagte Herr K., „und sorge, dass er ihm ähnlich wird." – „Wer? Der Entwurf?" – „Nein", sagte Herr K., „der Mensch."

5 Obwohl bei manchen Leuten die Software ganz schön hart ist, und die Hardware ziemlich weich.

Trommelfell des anderen zu transportieren, ist damit noch keine Kommunikation erreicht. Dies ist erst der Fall, wenn beide diesen merkwürdigen Schallschwingungen eine ähnliche Bedeutung zuweisen. Dass dies nicht selbstverständlich ist, illustriert der folgende authentische Dialog.

Frage: „Mögen Sie eigentlich Kinder?"

Antwort: „Ja, aber nur mit Käse überbacken und mit einem Hauch Knoblauch!"

Es gibt einfach keine in ihrer Bedeutung allgemein verbindlichen und eindeutigen Worte (dann eher schon Handlungen). Jeder Einzelne bzw. seine Geschichte, seine Vorerfahrungen, sein interaktioneller, sozialer, kultureller, ökonomischer und physischer Kontext bestimmen, was für ihn die Worte seines Gegenübers bedeuten. Stets klingt eine mehr oder weniger große Menge persönlicher Assoziationen mit. Kommunikation gelingt dann, wenn alle Beteiligten ihre Möglichkeiten der subjektiven Bedeutungsgebung einschränken und so einen Konsens herstellen. Sie müssen die gleiche (oder ähnliche) Unterscheidung zwischen Sinn und Nichtsinn vollziehen: *Kein Konsens ohne Nonsens*. Die Unmöglichkeit, eindeutige Kommunikation einseitig (instruktiv) herzustellen, führt dazu, dass derjenige, der dies versucht, paradox kommuniziert. Er gibt zwei widersprüchliche Botschaften: „Höre bitte nur das, was ich ganz ambivalenzfrei (und beschränkt) wirklich meine!" und: „Glaub dies ja nicht: Alles hat (mindestens) zwei Enden ...!"

Das therapeutische Paradox besteht darin, dass man nur (relativ) eindeutig mit seinen Patienten kommunizieren kann, wenn man die (Meta-)Botschaft gibt: „Eindeutige Kommunikation ist unmöglich!" Von dieser Basis ausgehend kann man sehen, ob sich ein Konsens, ob sich gegenseitiges Verstehen entwickelt. Erzwingen kann man es nicht[6]. So bleibt auch der

6 Auch mit Gewalt kann man bekanntlich keinen Bullen melken.

Raum, das gegenseitige Nicht-Verstehen zu respektieren und zu akzeptieren. Schließlich könnte es eine sinnvolle Funktion haben (z. B. als interpersonelle Abgrenzung[7]). Der Grundsatz, der sich für den Therapeuten aus der Unmöglichkeit eindeutiger Kommunikation ergibt, lautet: *Versuch 's erst gar nicht!*[8]

Klare Kloßbrühe oder trübe Tasse

Gerade im Umgang mit Patienten, die ein nicht verstehbares psychotisches Verhalten zeigen, wird von den meisten therapeutischen Schulen eine möglichst eindeutige Kommunikation des Therapeuten gefordert. Hintergrund dafür ist die Vorstellung, dass die Patienten nicht in der Lage sind, eindeutig zu kommunizieren (als ob es irgendwer sonst wäre!). Doch höchstwahrscheinlich sind diese Patienten gerade deswegen so verwirrt, weil sie sich auf die Suche nach dem (imaginären) einen, wahren und wirklichen Sinn dessen, was um sie herum und mit ihnen geschieht, begeben haben. Da es den nicht gibt ...

Das Paradox der Psychosentherapie besteht darin, dass „Klarheit" gerade durch „Trübheit" hergestellt werden kann. Eine solch eindeutige Vieldeutigkeit, wie sie sich beispielsweise im Humor zeigt, stellt die Illusion einer einzigen Wirklichkeit, die man – wenn man nur lange und gründlich genug nach ihr sucht – ergründen oder (er)klären könnte, in Frage.

PS: Falls Sie nicht verstanden haben, was wir meinen, und immer noch nicht wissen, wie Sie am sinnvollsten mit Ihren psy-

7 So fordern wir schon seit Jahren, das Recht auf Nicht-Verstanden-Werden in die Verfassung aufzunehmen.

8 Der zweite Auer'sche Imperativ lautet eigentlich: „Zeige stets ganz eindeutig, dass alles vieldeutig ist!" Wir drucken ihn hier nicht ab, weil er zu verwirrend sein könnte.

chotischen Patienten kommunizieren können, so liegt das in der Natur der Sache. Jedes menschliche Zusammenleben basiert auf Missverständnissen ... auch die Therapie.

Vorfall oder Rückfall

Über den systemischen Umgang mit wiederkehrenden Verhaltensweisen

Als „Rückfall“ werden Vorfälle bezeichnet, von denen man denkt, sie seien beendet, vorbei, überstanden, und sie kommen wieder, treten – mehr oder weniger überraschend – wieder ins Blickfeld: der Rückfall in mittelalterliche Denkgewohnheiten und Aberglauben, der Rückfall in die Barbarei, der Rückfall des zur Bewährung in die Freiheit entlassenen Straftäters, der Rückfall des gesund geglaubten Kranken. Es geht dabei stets um sich wiederholende, negativ bewertete, körperliche Reaktionen oder Verhaltens-, Denk- und Fühlweisen, über die allgemein die Ansicht geteilt wird, sie sollten sich lieber nicht wiederholen.

Wird „Rückfall“ in Verbindung mit »Krankheit“ benutzt, wenn z. B. ein bereits überwunden geglaubtes Fieber nach einem fieberfreien Intervall noch einmal auftritt, so suggeriert dieser Begriff, dass das zweite Fieber in direkter Verbindung zum ersten steht. Das leuchtet ein und lässt sich plausibel erklären: Die Abwehrkräfte eines Menschen (passiv) waren vielleicht noch nicht genügend wiederhergestellt, so dass die noch vorhandenen Viren und Bakterien (aktiv) noch einmal tätig werden konnten. Der Rückfall gehört gewissermaßen in das Paket mit dem Etikett „Krankheit“, er ist ein Bestandteil dieser Einheit. Als solcher wird er von einer erneuten (= anderen) Erkrankung unterschieden.

Es gibt aber im Allgemeinen ein Zeitintervall, nach dessen Ablauf man von einer „neuen“ Grippe, also einem frischen und anderen Ereignis oder Vorfall mit einem neuen Bedingungsgefüge (z. B. neuen Viren) ausgeht. Auf alle Fälle ist solch ein Rückfall etwas Unangenehmes, das vermieden werden sollte.

Das Verhalten oder der Zustand, der als „Rückfall“ bezeichnet wird, kommt meist als „böse“, aber irgendwie doch erwartete Überraschung zurück.

Niemand käme auf die Idee, positiv bewertete Zustände, Ereignisse, Vorfälle oder Verhaltensweisen, die sich wiederholen, als „Rückfall“ zu bezeichnen: ein harmloser Rückfall ins morgendliche Erwachen, ein ganz schlimmer Rückfall ins Weihnachten-Feiern, ins Gute-Klassenarbeiten-Schreiben, ins Sich-Wohlfühlen. Der Begriff „Rückfall“ ist also stets bis zum Rand mit normativen Vorstellungen angefüllt. Man freut sich über die Rückkehr des verlorenen Sohns in die Heimat der „Normalität“, und plötzlich: „Er ist wieder da – der Rückfall!“ bzw. „Er ist wieder weg – der verlorene Sohn (die Gesundheit)!“

Eine solche Begrifflichkeit suggeriert, der einzelne, vom Rückfall ereilte oder von der Gesundheit böswillig verlassene „Patient“ sei nichts weiter als die Bühne, auf der sich all diese Dramen abspielen (die Bretter, die die Welt bedeuten). Er muss all diese schlimmen Geschehnisse ertragen (ihm wird mitgespielt, auf ihm wird herumgetrampelt), und alle Beteiligten sind zur Rolle der unbeteiligten Zuschauer verdammt. Der Lauf der Ereignisse ist nicht genau vorhersagbar und immer mit der Spannung, dem Hoffen und dem Bangen verbunden, ob es denn nun vielleicht doch noch ein Happy End gibt oder nicht.

Weitgehend regelmäßig wiederkehrende, vorhersagbare und von den Entscheidungen der Beteiligten als unabhängig erachtete Ereignisse (wie z. B. der Namenstag, der Winter) oder andere, sich rhythmisch wiederholende und sich ähnelnde Situationen oder Verhaltensweisen werden anders benannt: Jahreszeiten, Phasen, prämenstruelle Syndrome.

Im psychiatrisch-psychotherapeutischen Bereich, besonders im Suchtbereich, hat die Idee des „Rückfalls“ nicht nur eine weite Verbreitung gefunden, sie wird auch sehr rege weiterverbreitet. Rückfall-Prophylaxe gehört denn auch zu den daraus abgeleiteten Aufgaben der Psychiatrie.

Prämissen und Implikationen, die oft mit „Rückfall“ verknüpft werden

Wie immer, wenn wir etwas einen Namen geben, vollziehen wir Unterscheidungen und verknüpfen Ereignisse mit bestimmten Bedeutungen, die ihrerseits wieder bestimmte Umgehensweisen mit und Reaktionen auf das Ereignis wahrscheinlicher werden lassen als andere. Hier einige der Implikationen der Rückfall-Idee:

1. Das Fleisch ist willig, aber der Geist ist schwach (manchmal auch umgekehrt)!

Es wird eine psychisch oder somatisch bedingte, schwächende Neigung oder Disposition angenommen, die – wie immer sie auch erworben und wo immer sie lokalisiert sei – Ursache für eine Anfälligkeit, für das unerwünschte Verhalten ist. Oft handelt es sich auch um das Fehlen oder den Verlust von irgendetwas, das eigentlich da sein sollte und dessen Abwesenheit die Schuld am Rückfall zugeschrieben wird (z. B. Kontrollverlust).

Das Spektrum der Möglichkeiten ist breit: Es kann eine Immun- oder Geistesschwäche sein, ein kaputter Filter, herabgesetzte Schwellenwerte für …, eine Vulnerabilität, eine Grundstörung, mangelnde Ich-Stärke, Frustrationstoleranz, frühe Mutterliebe oder andere defizitäre Persönlichkeitsmerkmale, die man im Schweiße seines Angesichtes entweder erworben oder verloren hat (wie „Haltlosigkeit“/„Halt“, „Willensschwäche“/„Willensstärke“ oder „Infantilität“/ „Reife“) oder aber, wie immer der bequemste Weg, ererbt hat („Was du ererbt von deinen Vätern, erwirb es, um es zu besitzen“: In der Familie X sind die Männer jetzt schon in der dritten Generation zeugungsunfähig! – Was beweist, dass nicht nur ein Vermögen vererbt werden kann, sondern auch ein Unvermögen).

2. Ein Rückfall kommt selten allein!

Ist das betreffende und als »wiederkehrend« definierte Verhalten erst einige Male gezeigt worden, geht man in den meisten Fällen von der stillschweigenden Annahme aus, dass das Verhalten auch in Zukunft wahrscheinlich wiederkehren wird („Wer einmal lügt, dem glaubt man nicht" – „Wer einmal einen Nobelpreis bekommen hat, der holt/fängt sich früher oder später wieder einen" etc.). Die Beteiligten entwickeln meist sogar ganz konkrete Vorstellungen darüber, in welchen zeitlichen Abständen man den Rückfall wieder erwarten darf („Immer im Herbst" oder „Immer, wenn er sich verliebt").

Diese Zukunftsvisionen wirken dann oft so, dass sich die Angehörigen der vermeintlich vom Rückfall Bedrohten zu den Zeiten, in denen ein Angriff erwartet wird, „wesensverändert" verhalten, d. h. anders als gewohnt. So litt der Ehemann einer als manisch-depressiv diagnostizierten Patientin unter jahreszeitlich bedingten Phasen der Erwartung, seine Frau werde sich manisch verhalten. Generell führt diese Wesensveränderung der Partner und Familienmitglieder dazu, dass die Verhaltensweisen der „Rückfallgefährdeten" in diesen Zeiten anders beurteilt werden. Man reagiert mit großer Fürsorglichkeit und/oder eindämmenden Bemühungen. Autonomiebemühungen des identifizierten Patienten werden dann beispielsweise als Initialsymptome einer weiteren „manischen Phase" betrachtet, und wenn sich ein „Alkoholkranker" in einer „trockenen Phase" auf einer Geburtstagsfeier ein Glas Sekt genehmigt, setzt das auch dann die Angehörigen in Panik, wenn er es an dem Abend bei dem einen Glas belässt (ein Rückfall in den „Kontrollgewinn"?).

Die Rückfallgefahr schwebt über den Familien wie ein unsichtbares Damoklesschwert. Alle Bemühungen, Rückfall voraussagbar zu machen und zu verhindern, scheinen eher zu fördern, was sie vermeiden sollen.

Das wiederum fördert die Unsicherheit und Ambivalenz bezüglich der Frage, wie viel Einfluss der oder die Betreffende auf das Geschehen hat. Einerseits leidet er oder sie ja an „Kontrollverlust" oder an einer „Krankheit", deren Auswirkung er/sie nicht zu verantworten hat und der er/sie ausgesetzt ist. Andererseits gibt es auch meist Familienmitglieder, die davon ausgehen, dass er/sie mehr dagegen tun sollte und könnte, wenn er/sie das nur wollte und sich nicht so gehen ließe. Diese Zwiespältigkeit zeigt sich dann auch im Verhalten aller Beteiligten: Man schwankt zwischen Mitleid und Vorwurf, zwischen Besorgnis und ärgerlicher Forderung, zwischen Empörung und schlechtem Gewissen. Die Verantwortung kreist und pendelt fortwährend und wird wie eine heiße Kartoffel weitergegeben: Mal ist sie beim Betreffenden, mal bei den Angehörigen, mal wird sie delegiert (z. B. an Ärzte), und mal hat sie keiner. Bei solcher Ungewissheit und solch gegensätzlichen Einschätzungen erlangt symptomatisches Verhalten besonders leicht eine interaktionelle Bedeutung. Gut gedeihen dann Kontroll- und Autonomiekämpfe; sie dehnen sich aus und zeigen sich in einem großen Formenreichtum. Hintergrund ist die Unsicherheit über die „objektive" Bedeutung des Verhaltens, das „Rückfall" genannt wird.

Nehmen wir den „Rückfall" eines nach langen Tests approbierten Alkoholikers: Er trinkt Alkohol und sorgt dafür, dass andere es merken (wenn es niemand merken würde, wäre es kein Rückfall!). Die Bedeutungen, die derjenige, der das Glas zum Mund geführt hat, und seine Angehörigen diesem Verhalten geben, ist im Allgemeinen sehr verschieden.

Je nachdem, welcher Kontext zur Entschlüsselung der Bedeutung des Trinkens konstruiert wird, kann es „Beweis" für die Gesundheit oder Krankheit des Betreffenden sein. Das hat weitreichende Folgen für seine Identität und die Beziehung zu all den Menschen in seiner Umgebung.

Das Spektrum erstreckt sich von „Hilflos ausgeliefert!“ bis „Ich zeig ’s euch, das macht ihr mit mir nicht!“, von „Wir sind mit unserem Latein am Ende!“ bis „Wir schaffen es doch noch, dich zu einem erwachsenen und verantwortlichen Menschen zu machen!“

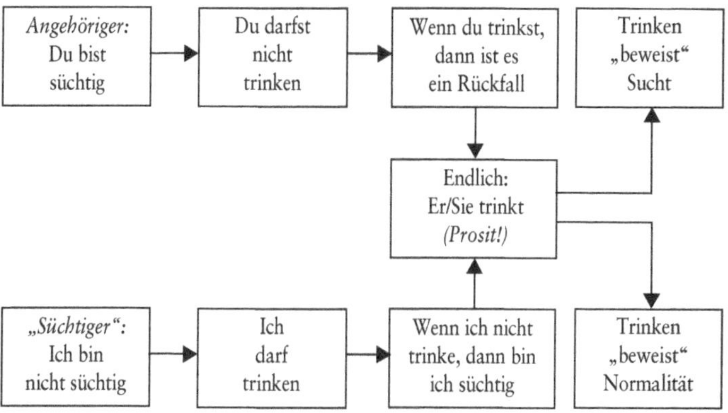

So schrieb zum Beispiel eine 25-jährige Patientin mit magersüchtigem Verhalten in einem Brief: „Dieser ‚Rückfall‘ war mein Zurückschlagen oder meine Antwort auf Einweisungen und die demütigende Verständnislosigkeit für mein Gewichtsproblem. Auch wenn Sie meinen, Sie oder Ihre Kollegen hätten mich geschafft, beweise ich Ihnen meinen Willen zum Hungern, bis man mir Behandlungen erlässt. Lieber gelte ich als unheilbar magersüchtig … Es wird Sie enttäuschen, was Sie lesen; sicher hätten Sie erwartet, dass ich mich an mein Mehrgewicht gewöhne und ‚einlenke‘, aber ich habe den ‚Gesunden‘ den Fehdehandschuh hingeworfen. Zu groß war meine Anstrengung, jahrelang mitzuhalten, zu wenig von Anerkennung gekrönt. Es hat mich zu sehr enttäuscht, doch ‚krank‘ zu sein, und fast ganz entmutigt. So halte ich mein Rachebedürfnis wach, da ich es wichtig finde, nicht aufzugeben ‚gegen‘ Familie, Medikamente und Ärzte.“

Verhütungsmaßnahmen

„Ist“ man erst einmal „rückfallgefährdet“, muss man aufpassen, dass „es“ einem nicht wieder passiert. Es gilt dann, besonders günstige Gelegenheiten zu meiden (z. B. kalte Steine, fremde Klos, Theken, Las Vegas und andere krisenträchtige Orte), sich zu mäßigen und damit auch auf viel Interessantes zu verzichten. Zeigt man sich selbst unfähig dazu, versuchen andere, die „Sache“ unter Kontrolle zu bringen.

Rückfall-Prophylaxe

Neben psychoedukativen Maßnahmen wird im Bereich der Psychiatrie als Rückfall-Prophylaxe die Dauerverabreichung von Neuroleptika und Lithium bzw. Carbamacepin verschrieben. Sie sollen abschirmen oder wie eine Art Schutzengel oder Schutzkleidung (Kondom) wirken. Außer oft erheblichen Nebenwirkungen und dem Risiko von Dauerschädigungen hat die Dauereinnahme dieser Medikamente noch einen anderen gravierenden Nachteil:

Mit ihrer Verabreichung ist stillschweigend die Anwendung einer *nicht falsifizierbaren Hypothese* verbunden: dass sie es sind, die einen Rückfall verhindern.[1]

Keiner kann feststellen, ob das befürchtete Verhalten ohne Medikamente überhaupt noch einmal aufgetreten wäre, ob es an den Medikamenten lag oder ob diejenigen, die sie einnehmen, etwas Entscheidendes in ihrem Leben geändert haben oder die „Störung“ aus anderen Gründen verschwunden ist. Die Dauermedikation suggeriert die Idee einer Dauerkrankheit.

1 Und über derartige Hypothesen hat sich Herr Popper ja ausführlich und verächtlich genug geäußert, um uns alle weiteren despektierlichen Äußerungen zu ersparen.

Wird an die schützende Wirkung des Medikaments geglaubt, wird das „eigenmächtige" Absetzen zu einer gefährlichen Sache. Folgerichtig wird dann das befürchtete Verhalten nach dem Absetzen häufiger wieder gezeigt. Dies dient wiederum als Beweis für die Existenz einer Krankheit und spricht wieder für die Notwendigkeit der Dauermedikation. Der Kreis schließt sich (setze in dem Schema oben statt „Du darfst nicht trinken!" einfach „Du musst Medikamente nehmen!" usw.):

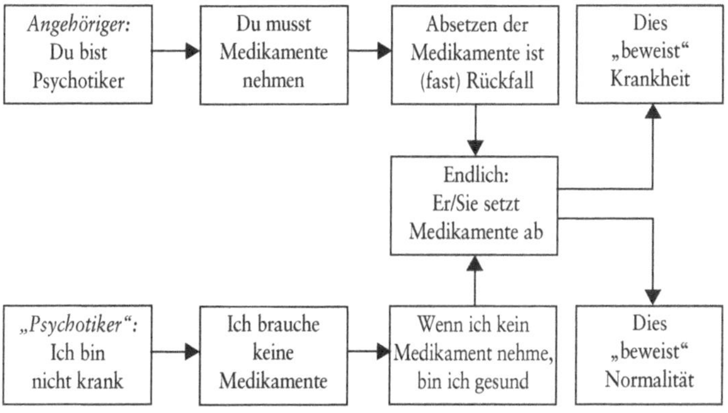

Ist man erst einmal als „rückfallgefährdet" diagnostiziert, so gerät man in eine paradoxe Situation: „Normales" Verhalten (keine Medikamente nehmen, bei Partys ein Glas Sekt trinken, sich für gesund halten) wird als Zeichen von „Krankheit" (= „mangelnde Krankheitseinsicht") definiert, und „unnormales" Verhalten wird zum Symptom der Gesundheit (nichts trinken, wenn alle anderen trinken; dauernd Medikamente schlucken, sich für krank halten ...). Ein solcher Mensch erfährt einen entscheidenden Wandel seiner Identität, der sein ganzes soziales Leben verändert: Er bedarf äußerer Kontrolle, da er selbst offenbar nicht auf sich aufpassen kann.

Im Suchtbereich gibt es Medikamente, die denen, die als rückfallgefährdet gelten, die Lust vergällen sollen, „es“ wieder zu tun. Neuerdings gibt es sogar in einigen Bundesländern Rückfallberater, die nach Entwöhnungskuren in Kliniken die Gefährdeten begleiten und ihnen helfen, das Schiff immer wieder an den Untiefen vorbei und zwischen Skylla und Charybdis durchzulotsen. Während im psychiatrischen Bereich jemand als rückfallgefährdet gilt, wenn er etwas (den verschluckten Rückfallverhüter) weglässt oder nicht mehr regelmäßig einnimmt, ist es im Suchtbereich umgekehrt. Hier läuten die Alarmsirenen, wenn jemand wieder etwas (ganz gleich, in welcher Dosierung) einnimmt und nicht mehr weglässt.

Zwischenbilanz

Wir fassen zusammen: Mit Rückfall sind folgende Grundannahmen oft eng verknüpft:

1. Bei Rückfällen handelt es sich um Ausbrüche einer zugrunde liegenden, langwierigen Krankheit oder Störung.
2. Mit einem Wiederauftreten ganz ähnlicher oder derselben Verhaltensweisen ist zu rechnen.
3. Die Betroffenen haben keinen oder keinen ausreichenden Einfluss auf das Geschehen. Sie werden als *passive Opfer einer stärkeren Macht* gesehen.
4. Rückfälle werden als ungünstige und negative Zeichen gewertet.

In der systemischen Therapie versuchen wir vor allen Dingen, diese Vorstellungen und die mit ihnen verbundenen Verhaltensweisen und Beziehungsmuster zu stören.

Wir versuchen also vor allem, die Bedeutungsgebungen, die mit der Benennung eines Verhaltens als „Rückfall“ oft verbunden werden, in Frage zu stellen und neue Unterscheidungen und alternative Beschreibungen anzuregen. Wir nennen hier nur einige von vielen möglichen Vorgehensweisen:

1. Wir machen uns sehr konkret ortskundig, welche Verhaltensweisen die Anwesenden als Rückfall bezeichnen und wo sie die Grenzen zwischen Rückfall und Nicht-Rückfall ziehen. Außerdem erkundigen wir uns nach ihren Erklärungsmodellen und Vorstellungen über den zukünftigen Verlauf (Wiederauftretenswahrscheinlichkeit, Prognose, Heilungschancen usw.).

2. Wird das beklagte Verhalten in einem engen Zusammenhang oder als Ausdruck einer zugrunde liegenden Krankheit gesehen, versuchen wir, den Einfluss der „Krankheit“ zu vermindern und den Einfluss der momentanen Situation und der mitbeteiligten Personen auf das Geschehen in den Vordergrund zu rücken.

a) Es handelt sich bei dem Verhalten nicht um einen Rückfall, sondern um einen Vorfall oder Verhaltensweisen, die mit bestimmten (zu spezifizierenden) kontextuellen Bedingungen verknüpft sind.

b) Wir implizieren – und das ist immer einer der zentralen Punkte –, dass alle Beteiligten, besonders der- oder diejenige selbst, Einfluss darauf haben oder gewinnen können, ob das Verhalten in ähnlicher Weise noch einmal gezeigt (gewählt) wird. Wir konstruieren gemeinsam charakteristische Interaktionsmuster, die mit solchen Vorfällen verknüpft sein können, und verschreiben sie gelegentlich als So-tun-als-ob-Aufgaben.

c) Wir vermeiden die Dichotomie *entweder* „krank“ *oder* „gesund“ – *entweder* „organisch“ *oder* „psychisch“

bedingt – und legen eher nahe, dass es so sein könnte, dass die „Einladungen" zu solchem Verhalten sowohl von innen als auch von außen kommen können und dass man ganz unterschiedlich mit ihnen umgehen kann. (Aber wer verteilt gerne „Körbe", wenn er endlich mal irgendwohin oder zu irgendetwas eingeladen wird?)

d) Besonders wenn für die Rückfälle bestimmte Jahreszeiten bevorzugt werden, nehmen wir diese Vorfälle vorweg und vermitteln, auf welche Weise sie genau vorgeplant werden können.

3. Wir erfragen, wie lange solche Vorfälle nicht mehr vorkommen dürfen, bis alle sicher sind, dass die Krankheit *wirklich* überwunden ist.

4. Wir erfragen und kokonstruieren möglichst viele Unähnlichkeiten zwischen derartigen Vorfällen. In unseren Fragen implizieren wir, dass unserer Erfahrung nach Menschen solche Verhaltensweisen auch ausfallen lassen können. Sollte Ähnliches noch einmal auftreten, so würden unserer Erfahrung nach solche Vorfälle wesentliche Unterschiede und Entwicklungen zeigen (z. B. bezüglich Einweisungsmodus, der Dauer der stationären Aufenthalte und der Menge der verschriebenen Medikamente). Eventuell geben wir die Aufgabe zu beobachten, was im Falle eines („Rück"-)Falles alle Beteiligten das nächste Mal anders machen.

5. Vor allem wenn die als „Rückfall" bezeichneten Verhaltensweisen nach langen Zeitintervallen wieder auftreten, setzen wir stillschweigend voraus, dass es sich um völlig unterschiedliche und neue Ereignisse handelt, die nicht miteinander in Beziehung stehen.

6. Wir suchen und (er-)finden positive Aspekte solcher Vorfälle, zum Beispiel im Sinne der Nähe-Distanz-Regulierung, der Balancierung von Autonomie- und Abhängigkeitswünschen, als Schutz vor verwirrenden und überfordernden Situationen, als Ausweg aus einer symmetrischen Eskalation.

7. Besonders im Suchtbereich, in dem es in Institutionen oft rigide Regeln gibt, was zu geschehen hat, wenn jemand rückfällig wird, wählen wir die Unterscheidung zwischen „therapeutischen" Vorfällen und „nicht-therapeutischen" Rückfällen. Dies eröffnet dem Suchtberater einen weiteren Handlungsbereich und verhindert, dass sein Verhalten allzu berechenbar wird.

Im Ganzen gesehen ist für uns der Umgang mit der Idee des „Rückfalls" nur ein Aspekt der Infragestellung des medizinischen Krankheitsmodells und seiner Implikationen für die Regelung der zwischenmenschlichen Interaktion. Es geht dabei ganz generell um die Aufweichung der erhärteten und verdinglichten Vorstellungen von „Krankheit".

Rien ne va plus

Wie man in therapeutische Klemmen gerät und (eventuell) wieder herauskommt

Meist verirrt man sich, weil man zunächst nicht merkt, dass man auf dem falschen Weg ist. Auch in der Therapie kann man sich unerwartet in der Sackgasse finden, wenn man irgendwelche warnende Zeichen übersieht. Man fährt dann mehr oder weniger sicher in der einmal eingeschlagenen Richtung fort, bis man sich vor einer Mauer sieht und endlich merkt, dass es wirklich nicht mehr weitergeht. Eingeklemmt und ohne Platz zur

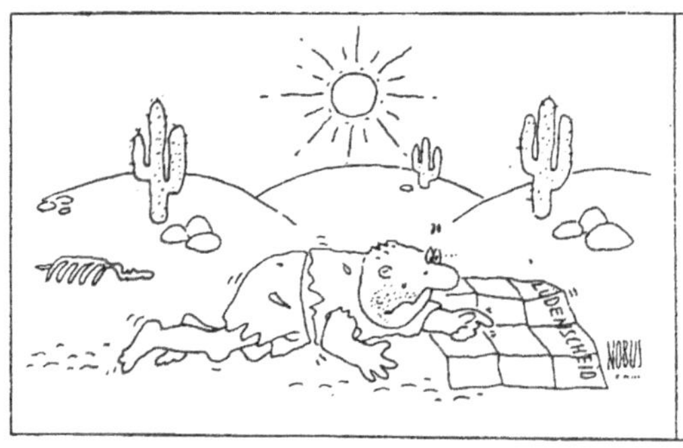

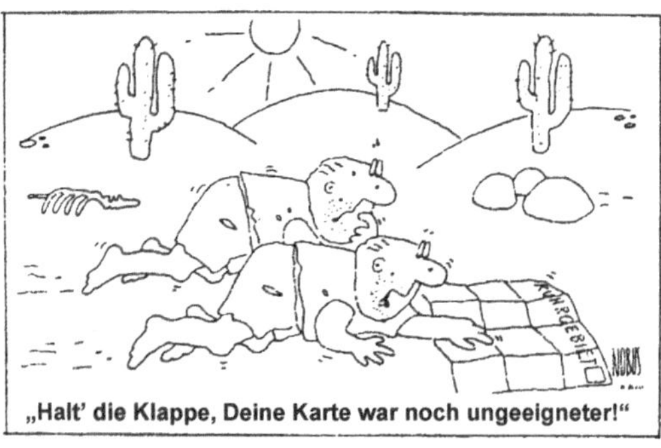

„Halt' die Klappe, Deine Karte war noch ungeeigneter!“

Umkehr klagen viele TherapeutInnen[1] über mauernde Patienten (Schlagwort: „Die Mauer muss weg!“). Egal, ob es solche Mauern wirklich gibt und wer immer sie konstruieren mag, plötzlich bekommt man das Gefühl, in der Klemme zu stecken: Nichts geht mehr![2]

1. … hört die Signale![3]

Beginnen wir mit dem Ihnen allen sicher (bald) bekannten Heidelberger-Klemmen-Test (HKT): Mit dem folgenden Fragebogen wird gezielt nach Symptomen dafür gefahndet, dass der therapeutische Prozess auf unbestimmte Zeit vertagt worden ist. Unser Rat: Füllen Sie den Bogen einmal in der Woche für eine Therapie(-Sitzung) mit einem Patienten oder einer Familie Ihrer Wahl aus. Geben Sie bei jedem der Sätze an, ob er für sie stimmt („ja“) oder nicht („nein“). Der Zeitaufwand für das Ausfüllen des Testes korreliert höchst signifikant mit dem Ergebnis. Also:

Heidelberger-Klemmen-Test (**HKT**)[4]

1. Ich *fühle* vor, während oder nach der Sitzung,		
a) wie alt, müde und erschöpft ich bin	ja	nein
b) dass ich verzagt und ängstlich werde	ja	nein
c) dass ich ohnmächtig = hilflos bin	ja	nein
d) dass mir die Gedanken entzogen werden	ja	nein
e) dass etwas geschehen muss	ja	nein

1 Wir verzichten hier auf eine Fußnote, in welcher wir uns abwertend über die ästhetische Qualität solcher neudeutschen Sprachregelungen äußern.
2 Wo geht es bitte nach Lüdenscheid?
3 Da nicht alle Therapeuten Volker heißen, bitten wir den Leser, seinen eigenen Vornamen an die Stelle der drei Punkte zu setzen.
4 (copy?: Right! Simon/Weber 1989)

f) dass ich körperliche Symptome entwickle	ja	nein
g) dass ich die Sitzung schwänzen möchte	ja	nein
h) dass die Stunden mir immer länger vorkommen	ja	nein
i) dass ich nichts kann und nichts wert bin	ja	nein
j) dass ich immer niedergeschlagener werde	ja	nein
2. Ich *verhalte* mich während der Sitzung		
a) ziemlich inaktiv	ja	nein
b) nondirektiv	ja	nein
3. Ich *fühle* vor, während oder nach der Sitzung,		
a) dass ich ohnmächtig = ärgerlich bin	ja	nein
b) dass ich etwas tun muss	ja	nein
4. Ich *verhalte* mich während der Sitzung		
a) hyperaktiv wie ein Hamster im Laufrad	ja	nein
b) direktiv wie ein Missionar	ja	nein
c) monologisierend wie ein Staatsschauspieler	ja	nein
d) angestrengt rackernd wie ein Ackergaul	ja	nein
e) wie ein manischer Mechaniker	ja	nein
f) wie ein Alleinunterhalter	ja	nein
g) gehetzt wie ein Hase oder jagend wie ein Hund	ja	nein
h) als ob die Sitzungen nie aufhören dürften	ja	nein
i) als ob ein Herzinfarkt mein ganzes Glück wäre	ja	nein
j) als ob alles machbar wäre	ja	nein

Auswertung:

A) Wenn Sie von den 12 Aussagen unter Ziffer 1 und 2 mehr als 4 mit „ja“, von den 12 Aussagen unter Ziffer 3 und 4 aber mehr als 8 mit „nein“ beantwortet haben, dann dürfen Sie getrost ein wenig über Ihre Beziehung zu Ihrem Patienten nachdenken.

B) Wenn Sie aber mehr als 4 der 12 Aussagen unter Ziffer 3 und 4 mit „ja“ und von den 12 Aussagen unter Ziffer 1 und 2 mehr als 8 mit „nein“ beantwortet haben, dann erlauben Sie es sich ruhig, einmal über die Beziehung zu Ihrer Patientin nachzudenken.

C) Wenn Sie von den 12 Aussagen unter Ziffer 1 und 2 mehr als 8 mit „ja“, von den 12 Aussagen unter Ziffer 3 und 4 mehr als 8 mit „nein“ beantwortet haben, dann gehört diese Therapie höchstwahrscheinlich zu dem Typ, bei dem der Therapeut viel fühlt, aber wenig tut. Dies könnte ein Grund sein, einmal ausführlicher über die Therapeut-Patienten-Beziehung nachzusinnen.

D) Wenn Sie hingegen von den 12 Aussagen unter Ziffer 1 und 2 mehr als 8 mit „nein“, von den 12 Aussagen unter Ziffer 3 und 4 dagegen mehr als 8 mit „ja“ beantwortet haben, dann gehört die Therapie bestimmt zu dem Typ, bei dem der Therapeut viel tut, aber wenig fühlt. Sie werden sicher schnell etwas mit der Therapeut-Patienten-Beziehung machen.

E) Wenn Sie sowohl zu den Punkten 1 und 2 wie auch zu den Punkten 3 und 4 mehr als 8-mal mit „ja“ antworten, dann könnte es gut sein, dass Ihr Patient auf die paranoide Idee kommt, Sie stünden ihm ambivalent gegenüber. Sie denken dann bestimmt öfter über die therapeutische Beziehung nach.

F) Wenn Sie sowohl zu den Punkten 1 und 2 wie auch zu den Punkten 3 und 4 mehr als 8-mal mit „nein“ antworten, dann sind Sie wahrscheinlich gar kein Therapeut und Ihr Gesprächspartner kein Patient. Zumindest ist der Unterschied nur schwer festzustellen, da Sie nicht sonderlich interessiert aneinander zu sein scheinen, womöglich kennen Sie sich ja auch gar nicht. Ihr Gespräch plätschert nett und belanglos, manchmal auch langweilig vor sich hin. Vielleicht denken Sie gelegentlich mal über die therapeutische Beziehung nach.

Wenn Ihr Testergebnis in die Kategorien A, B, C, D, E oder F fällt, dann entwickelt sich bei Ihnen vermutlich früher oder später eine unstillbare Sehnsucht nach intensiver Supervision, Fortbildung, dem Wechsel des Berufs oder dem geruhsamen Dahindämmern auf einer Südseeinsel. Möglicherweise gehen Sie aber auch nur zu Ihrem Nervenarzt, um sich stimulierende oder dämpfende Medikamente verschreiben zu lassen.

2. Der unkooperative Therapeut (das Problem mangelnder Compliance)

In Medizin und Psychotherapie wird mit „Compliance" die Gehorsamkeit des Patienten gegenüber den Anweisungen seines Therapeuten, mit „Widerstand" sein Ungehorsam benannt. Betrachtet man die braven oder trotzigen Verhaltensweisen von Therapeut und Patient als Ausdruck der Beziehung beider zueinander, so erscheint es ziemlich absurd, sie einem der beiden als isolierte Eigenschaft zuzuschreiben (z. B. der „widerständige" oder „non-compliant" oder auch der „zur Psychotherapie ungeeignete" Patient). Aus systemischer Sicht erscheint es nützlicher, die Verantwortung für Schwierigkeiten in der Therapie dem Therapeuten zuzuschreiben:

Er ist dann unmotiviert, nicht genügend flexibel und reflexionsfähig, hat nicht genügend Leidensdruck, ist nicht einsichtsfähig, nicht neugierig genug, ihm mangelt es am Wunsch

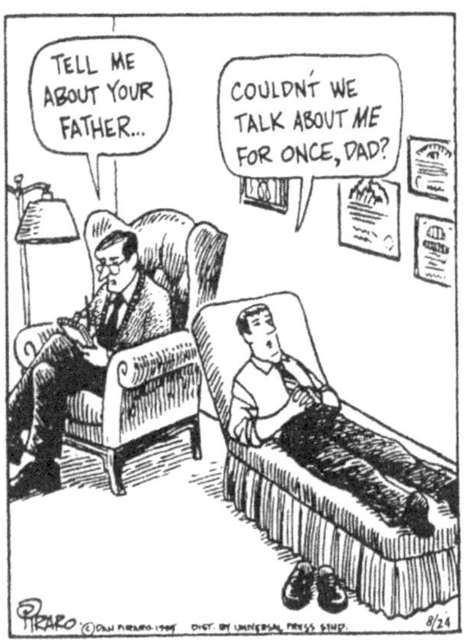

zu verstehen. Neu gewonnene Erkenntnisse führen bei ihm nicht zu Verhaltensänderungen, er ist nicht regressionsfähig, kann kein Arbeitsbündnis herstellen, ist leicht kränkbar, kann mit Ironie und Humor nicht umgehen. Er ist vielleicht doch zu früh gestört, findet keinen Zugang zu seinen Gefühlen und kann sie nicht verbalisieren, ist nicht in der Lage, eine tragfähige Beziehung aufzubauen, er ist im Widerstand, er agiert: aus!

Solch eine Interpunktion hat den großen Vorteil, dass sie dem Therapeuten die Chance offen lässt, bei sich selbst etwas verändern zu können, statt darauf hoffen zu müssen, dass sich irgendwann einmal beim Patienten etwas wandelt oder sich endlich der passende Patient findet.

3. Der Königsweg in die Klemme

Es führen natürlich viele Wege in die Klemme, und jede therapeutische Beziehung hat ihre bevorzugten, von ihr im Laufe der Zeit persönlich getrampelten Pfade, auf denen sie dort klammheimlich hinschleicht oder -schleift. Dennoch lassen sich aus der Außenperspektive des neutralen Beobachters einige Prinzipien beschreiben, wie der Therapeut dazu beisteuern kann, dass solche Wege beschritten werden. Es sind Methoden, mit denen er sich und die Therapie in traumhafte Schwierigkeiten bringen kann:

a) wenn er versucht, die Verantwortung für die Veränderung des Patienten oder der Familie an sich zu reißen.[5]

b) wenn er denkt, er wüsste besser als die Familie oder der Patient, wo das Ziel der Therapie zu liegen hat.[6]

5 Siehe die beiden Hauptsätze der Verantwortungsdynamik in „Zwischen Allmacht, Ohnmacht und macht nichts", S. 23 in diesem Band.
6 „Eine Katze sagte: ‚Hasen verdienen es nicht, dass man sie lehrt! Da bin ich nun und biete billige Unterrichtsstunden im Mäusefangen an – und nicht ein einziger Hase nimmt teil!'" (I. Shah: Das Zauberkloster, Hamburg [Rowohlt], 1986, S. 31).

c) wenn er versucht, den Patienten oder die Familie auf den ihm richtig erscheinenden Weg zu dem von ihm gewählten Ziel zu schieben oder zu ziehen.

Wie man dies im Einzelnen macht, findet jedes Therapeut-Patienten-System für sich allein heraus (wir glauben nicht ernsthaft, wir könnten Ihrer Kreativität bei der Suche nach dem kürzesten oder längsten, leichtesten oder schwersten, lustvollsten oder leidvollsten Weg in die Klemme irgendwelche Grenzen setzen).

4. Der kooperative Therapeut (wenn er keinen Widerstand mehr leistet)

Er nutzt seine Fähigkeiten „a) zu regredieren und sich weiterzuentwickeln, b) passiv und aktiv zu sein, c) die Steuerung aufzugeben und aufrechtzuerhalten und d) auf die Realitätsprüfung zu verzichten und an ihr festzuhalten“.[7]

5. Du sollst merken (der Wendekreis des Krebsens)

Ehe man umkehren kann, muss man merken, dass man in einer verfahrenen Situation steckt und/oder die Orientierung verloren hat. Daher ist es sinnvoll, seinen Schutzmann oder seinen Schutzengel (Supervisor) zu fragen, wo man eigentlich hingeht oder drinsteckt. Wenn niemand zur Verfügung steht, der mit dem neutralen Blick des außen stehenden Beobachters sagen kann, in welche Richtung man sich mit der Familie oder dem Patienten (ver)läuft oder wo man sich mit ihm oder ihr (im Krei-

7 Ralph Greenson wird uns hoffentlich verzeihen, wenn wir hier seine Forderungen an den geeigneten Psychoanalyse-Patienten auf den Therapeuten übertragen – „gegenübertragen“ sozusagen (R. Greenson: Technik und Praxis der Psychoanalyse, Stuttgart [Klett-Cotta], 1975, S. 370). Wir verzeihen ihm dafür auch, dass er die Fähigkeiten eines guten Therapeuten von seinen Patienten fordert.

se) dreht, dann muss man sich wohl oder übel am eigenen Schopfe aus dem Sumpf ziehen. Man kann nämlich auch ohne fremde Hilfe den Blick von draußen nutzen, indem man von sich selbst und der Situation Abstand nimmt und einfach so tut, als ob man von außen schaut. Man sollte sich dann fragen, wo man (wider)steht, (danieder)liegt oder (fest)sitzt.

Stets gilt es dabei, die Therapeut-Patienten-Beziehung in den Mittelpunkt der Aufmerksamkeit zu rücken. Dazu ist es am einfachsten, direkt, offen und geradeheraus mit dem Patienten oder der Familie darüber zu sprechen. Er oder sie war schließlich von Anfang an Zeuge des Geschehens. Einen besser informierten Supervisor kann man sich kaum vorstellen.

Fragt man in der Familientherapiesitzung mehrere der Beteiligten, wie sie die Beziehung des Therapeuten zu den einzelnen Familienmitgliedern einschätzen, so kann man ein ganz brauchbares Bild der unterschiedlichen Beziehungen zeichnen. Die Hinweise über die Parteilichkeiten, die der eine oder andere sieht und erlebt, häufen sich, die Normen des Therapeuten werden reflektiert, und er wird mit seinen unbewussten Therapiezielen hart konfrontiert. Zugegeben: Ob es wirklich seine Therapieziele sind, spielt gar keine Rolle. Für den Ablauf der Sitzungen ist nur wichtig, wie ihn die Familie oder auch sein Einzelpatient sieht. Diese sehr kostensparende Form direkter Supervision ist äußerst ökonomisch, da man keinen Supervisor und kein Team zu bezahlen braucht und sich auch das viele Geld für technische Einrichtungen wie Einwegscheiben etc. spart.

Diesem Grundprinzip kann man auch in der Einzeltherapie folgen. Man muss dann eben mit dem Einzelpatienten über die therapeutische Beziehung sprechen. Wenn Therapeut und Patient einen Schritt zurücktreten (sich auf die Meta-Ebene begeben), sind sie meist schon raus aus der Klemme. Sie können nun gemeinsam so tun, als ob sie außerhalb ihrer Beziehung stünden und aus der Rolle der relativ unbeteiligten Zuschauer über die Therapie plaudern. Diese Form der Supervision kann der Therapeut nur nützen, wenn er sich nicht zu sehr vor einer egalitären Beziehung zu seinem Patienten oder den Familienmitgliedern fürchtet. Denn wenn er das Gefühl oder die Überzeugung hat, er wüsste, wie diese Beziehungen wirklich sind, so werden ihm alle gemeinsam schon zeigen, dass er sich irrt.

Der kürzeste Weg hinter den imaginären Einwegspiegel (direkt durch die Mauer) wird durch die folgende Frage eröffnet: „Stellen Sie sich vor, ich wollte, dass die Therapie ein totaler Fehlschlag wird, wie müsste ich mich verhalten?“ Wenn man sie in einer Situation stellt, in der man sich in der Klemme fühlt, dann wird einem darauf meist eine komplette Liste der Verhaltensweisen geliefert, die zur Herstellung der Klemme geführt haben. Der Weg aus der Klemme ist dann ganz einfach: Unterlassen Sie die genannten Verhaltensweisen, seien Sie „compliant“, gehen Sie nicht in den Widerstand oder geben Sie ihn halt wieder auf!

6. Auswege und Notausgänge

Der kürzeste und schnellste Ausweg ist der Weg durch die Tür des Therapieraums. Wenn Sie eine Pause einlegen und sich für ein paar Minuten zurückziehen, so können Sie nicht nur Ihren Fluchttendenzen nachgeben, sondern die Zeit zum wendigen Nachdenken über Ihre aktuelle Not nutzen. Für einen Moment vom Handlungszwang befreit – dem ständig prüfenden Blick der Patienten (der schon Sigmund Freud hinter die Couch getrieben hat) entzogen –, können Sie in Ruhe über die Interaktionsmuster nachdenken, die sich in der Therapie entwickelt haben. Wenn Sie ein Team hinter der Scheibe haben, so können Sie natürlich dessen Sicht erfragen und gegebenenfalls Rat und Hilfe erbitten.[8]

8 Sie können zum Beispiel kurz in der *Post aus der systemischen Werkstatt* nachlesen ...

Wenn Sie – wie auch immer – zu dem Schluss kommen, dass Sie den Königsweg in die Klemme beschritten haben (siehe oben), dann bieten sich folgende Auswege an:

a) Versuchen Sie die Verantwortung für die Veränderung bzw. Nicht-Veränderung wieder der Familie oder dem Patienten zurückzugeben (oder sie zumindest brüderlich zu teilen). Stellen Sie also beispielsweise nicht nur die Frage, was Sie als Therapeut dazu tun können, damit die Therapie scheitert, sondern auch, was der Patient oder jedes einzelne Familienmitglied dazu beitragen kann: „Wenn wir alle wollten, dass alles so bleibt, wie es ist, wie könnten wir das schaffen? Angenommen, die zweite Hälfte der Sitzung verläuft so wie die erste: Wie zufrieden werden Sie nach Hause gehen? Wie könnten Sie das schaffen?"

Eine andere Möglichkeit, die Verantwortung zurückzureichen, ist, die Patienten um Hilfe zu bitten: „Welche Informationen brauche ich noch, um Ihnen von Nutzen sein zu können? Was würden Sie mir raten, jetzt zu tun, zu fragen, zu sagen ...? Was sollte ich jetzt ganz bestimmt nicht tun, sagen, fragen ...?"

b) Vergessen Sie Ihre Vorurteile über die Reife oder Unreife der Wünsche von Patienten und akzeptieren Sie deren Therapieziele möglichst wörtlich. Wenn also eine Patientin als ihr Ziel angibt, ihren davongelaufenen Mann zurückbekommen zu wollen, so nehmen Sie dies ernst. Das heißt natürlich nicht, dass Sie ihr den Mann wieder einfangen sollen (das wäre nur der Fall, wenn Sie Ihrer Klientin die Verantwortung für das Erreichen ihres Zieles stehlen würden). Besprechen Sie mit ihr am besten, wie sie diesen Traummann wiedergewinnen kann. Meist ändern sich solche Ziele ..., manchmal lassen sie sich aber auch verwirklichen.

c) Wenn Sie erst einmal realisiert haben, dass Ihre Patienten nicht auf Ihren Beinen, sondern auf ihren Beinen gehen, nicht Ihr Tempo, sondern ihr Tempo, nicht Ihren Weg, sondern ihren Weg wählen (das kann man schon mal durcheinander bringen), dann können Sie in aller Gelassenheit aufhören, sie irgendwohin zu ziehen oder zu schieben. Ihre therapeutische Aufgabe reduziert sich dann darauf, mit den Patienten herauszufinden, woran sie/Sie merken würden, dass sie (nicht Sie) auf dem richtigen Weg sind. Atmen Sie nun erleichtert auf: Sie (nicht sie) brauchen nicht zu wissen, wo es langgeht.

Wenn Sie trotz all dieser Maßnahmen nicht das Gefühl entwickeln, es geschehe etwas therapeutisch Sinnvolles zwischen Ihnen und der Familie oder dem Patienten, dann sind Sie nicht mehr in der Klemme, sondern am Schwimmen. Nun geht es wieder einmal darum, den größeren Kontext der Therapie zu berücksichtigen.[9]

(Wir, die um Sie besorgten Autoren dieses Essays, sind uns an dieser Stelle darüber uneinig, wie wir weiter verfahren sollen.

Der eine möchte Ihnen jetzt noch ausführlich die vielfältigen Möglichkeiten aufzeigen, wie Sie als armer Therapeut einseitig werden und das Gleichgewicht zwischen den unterschiedlichen Seiten von Ambivalenzen und gegenläufigen systemischen Tendenzen verlieren und wie Sie es schließlich wiedergewinnen können. Er weiß den Weg und ist zuversichtlich, dass Sie ihm bis zum … Ende folgen werden.

Der andere fühlt sich ausgebrannt wie ein Kerzenstummel, ausgequetscht wie eine Zitrone und leidet unter Gedankenentzug. Er kann einfach nicht mehr länger daran glauben, dass sich bei Ihnen – dem Leser – wirklich irgendetwas tut oder bewegt.

Nachdem wir beide den HKT bezüglich unserer aktuellen Beziehung zu Ihnen ausgefüllt haben – das Ergebnis unterliegt der ärztlichen Schweigepflicht –, haben wir uns entschlossen, eine Pause zu machen und eine längere Zeit darüber nachzudenken, wie wir dieses Thema zu einem erfolgreichen Ende bringen können. Was würden Sie uns raten?)

Pause

9 Siehe „Vom Navigieren beim Driften“, S. 9 ff. in diesem Band.

Gezogene Individuation

Metaphern über das, was Psychotherapeuten machen

Lassen Sie uns wieder einmal eines dieser nützlichen Gedankenexperimente machen und den Konjunktiv benutzen:

Zu welchen Schlüssen würden wohl Historiker in ferner Zukunft gelangen, wenn sie herauszufinden suchten, was während dieser seltsamen Zusammentreffen von zwei oder mehr Personen, „Psychotherapie" genannt, geschah, die seit Mitte des 20. Jahrhunderts gehäuft stattfanden? Bei ihrem Quellenstudium in verstaubten Archiven werden sie auf eine unüberschaubare Menge von Büchern über Psychotherapie im Allgemeinen und über Familientherapie im Speziellen stoßen. Ihre Lektüre führt sie relativ schnell zu verschiedenen Metaphern, die es ihnen ermöglichen, unsere Psychotherapie hier und heute mit irgendwelchen vergleichbaren gesellschaftlichen Einrichtungen zu ihrer Zeit dann und dort zu vergleichen.

Zünftige Handwerker

Zunächst sieht es so aus, als ob Psychotherapie am ehesten mit einem Handwerk zu vergleichen sei. Nicht nur, dass man „in die Tiefe ging" und in einer Fachzeitschrift regelmäßig „Post aus der Werkstatt" erschien (später dann sogar als Buch unter dem Titel *Vom Navigieren beim Driften* nachgedruckt); auch sonst scheint der Vergleich ganz passend. Vor allem das, was sich über die Ausbildungsmethoden und berufsständischen Institutionen der so genannten „Psychotherapeuten" herausfinden lässt, deutet auf ein Handwerk hin. Es gibt so etwas wie Meister, die sich in Zünften oder Innungen zusammenschließen und sorgfältig darüber wachen, dass ihnen kein Fremder ins Handwerk pfuscht. Die Ausbildungskandidaten wandern zu Idolen ihrer Wahl in die Lehre, zahlen dafür sogar ein gehöriges Lehrgeld und versuchen dann, alles ganz genau so zu machen wie ihre Meister. Das genügte jedoch anscheinend nicht: Um selbstständig Therapie (was immer darunter zu verstehen sein mag) betreiben zu dürfen, war meist zusätzlich etwas wie „Selbsterfahrung“ oder „Eigentherapie“ gefordert. Nahm man die Handwerkermetapher ernst, so genügte es offenbar nicht, irgendjemandem, der sein Handwerk beherrschte, auf die Finger zu schauen: Man musste eine Zeit lang selbst Werkstück werden. So, als ob man, um Tischler werden zu können, nicht nur erfolgreich eine Anzahl von Tischen getischlert, sondern selbst den Weg vom rohen Holz zum Tisch (Tabula rasa) durchlaufen haben müsste – auf die vom Meister für funktionell und ästhetisch befriedigend erachteten Maße zusammengesägt, gefeilt, die Oberfläche geglättet und manchmal auch geleimt. Wo gehobelt wird, fallen Späne. In manchen Zünften wurde sogar versucht, dabei Struktur und Maserung zu verändern (Eiche weiche – Buche suche).

Für diese Auffassung von Psychotherapie des Hand- und Fuhrwerks sprechen auch die wenigen unter den Tausenden zerbröselnder Psycho-Bücher, die von den „Patienten“ genannten Auftraggebern verfasst wurden. Diese beschreiben sich darin überwiegend entweder als passive Opfer böser Therapiemacher oder als williges Wachs in den Händen modellierender Wohltäter. Aber sollte es wirklich so handgreiflich und -werklich zugegangen sein?

Ungeschoren Haare lassen

Man wird sich dann der Lösung näher glauben, wenn man das Handwerk wechselt: Was in der Psychotherapie geschieht, scheint am ehesten dem vergleichbar, was sich zwischen einem

Bader oder Friseur und seinem Kunden abspielt: Zwei Menschen reden miteinander, wobei der eine – der Friseur – versucht, sich möglichst gut auf die jeweilige Gemütslage des anderen – des Kunden (Auftraggeber und Werkstück zugleich) – einzustellen. Dafür erhält auch der Friseur am Schluss Geld von seinem mehr oder weniger zufriedenen Kunden. Aber: Was ist in der Psychotherapie das Haareschneiden und wie kann man, je nach Wunsch, in Familiensitzungen mehreren gleichzeitig glattes Haar und glatte Sprache kräuseln oder krause Sprache und krauses Haar glätten?

Die Art oder das Muster von Beziehung scheint zu passen. Probleme ergeben sich mit dem Bild des Haareschneidens. Schließlich überstehen viele Kunden die Psychotherapie völlig ungeschoren. Außerdem ist oft das Ziel des Friseurbesuchs, einen Zustand herzustellen, der früher schon einmal da war, jetzt aber durch zu viel Wachstum verloren gegangen ist, während es in der Psychotherapie meist darum zu gehen scheint, einen Zustand herzustellen oder zu entwickeln, den es bislang noch nicht gab. Oder?

Zarte Pflänzchen

Nächster Versuch: Gärtner – der Heger und Pfleger, der Wachstumsprozesse begleitet. In diesen alten Testamenten der Psychotherapie gibt es viele Hinweise darauf, dass dies die angemessene Metapher sein könnte. Da ist von Entwicklungs- und Reifungsprozessen aller Art die Rede. Das Therapiezimmer sollte so etwas wie ein Gewächshaus sein, in dem ein wachstumsorientiertes und -förderndes Klima gewährleistet ist. Der Therapeut sorgt für Wärme, Feuchtigkeit und Stützen. Wenn er auch noch für die richtige Düngung sorgt (irgendein Mist), so wächst eigentlich jede Pflanze – es sei denn, sie ist genetisch geschädigt – ganz von allein. Er braucht dann nur noch dafür zu

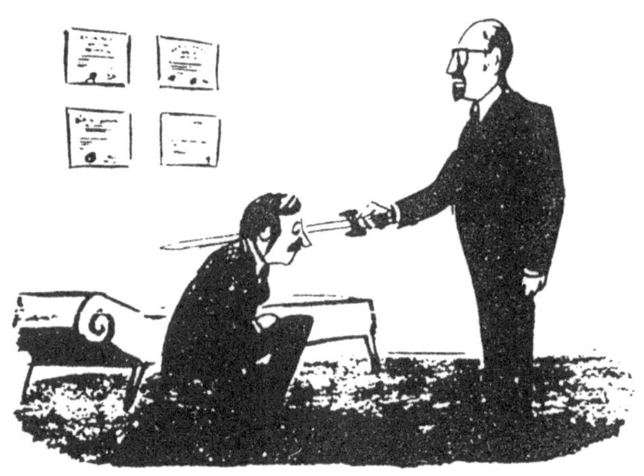

„Hiermit ernenne ich dich offiziell und auf ewig zum Erwachsenen."

sorgen, dass die Bäume nicht in den Himmel wachsen, nichts ins Kraut schießt, d. h., er muss seine Zöglinge ab und zu zurechtstutzen und die Triebe zähmen.

Doch auch diese Metapher hatte ihre Grenzen. Schließlich findet man kaum Gärtner, die ihre zarten Pflanzen nur stundenweise ins Gewächshaus stellen und sie die meiste Zeit den Unbilden der Witterung aussetzen – es sei denn, man berücksichtigt diejenigen alten Berichte, die von Bemühungen einiger, Sozialpsychiater genannten, Ärzte zeugen, die anscheinend eine individuelle und regionale Rundumversorgung ihrer Patienten anstrebten.

Nur ganz wenige Patienten fügen sich auch in die Rolle der Pflanzen, die verzogen werden. Immerhin: Das Stichwort „Zucht" oder „Zögling" führte über das „Ziehen" zu einem weiteren Bereich möglicher Vergleiche, nämlich, den Zügen der Zeit folgend, über den der „Erziehung" direkt zu der in den alle Moden überdauernden Büchern eines gewissen Helm Stierlin erwähnten „bezogenen Individuation".

Mit diesem Schlagwort ist auf einmal ein neues Ziel von Psychotherapie genannt. Jetzt endlich wird klar, was der Therapeut mit seinem Patienten macht: Er individuiert ihn bezogen.

Die anfängliche Freude wird aber etwas getrübt, als ein respektloses Mitglied dieser Forschergruppe in einer für ihn untypischen und für alle anderen überraschend konkretistischen Weise, wie zuvor schon bei den therapeutischen Zielen „reife Genitalität" und „Erwachsensein" etc., fragt: „Wie macht man das?" und „Woran merkt man, wenn es gelungen ist?"

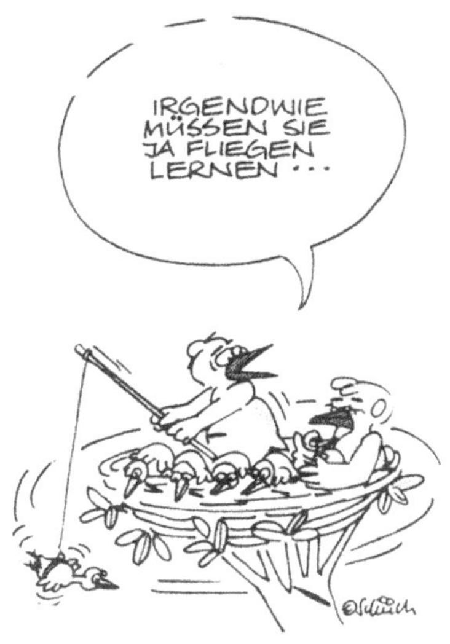

Wie Deo

Nachdem sich der erste Schrecken über solch konkretes Nachfragen gelegt hat, beschließt man, sich weniger mit der Interpretation von Büchern über Psychotherapie und den in ihnen beschriebenen „Eigenschaften" des „gesunden" Patienten oder

der „gesunden“ Familie (nach der Therapie) zu beschäftigen, sondern sich diese netten kleinen Filmchen von Therapiesitzungen anzusehen, die trotz ihrer schlechten technischen Qualität nach all den schweißtreibenden, mehr oder weniger staubigen Diskussionen etwas seltsam Erfrischendes haben (wie Deo).

Mit eigenen Augen zu sehen und zu hören, was in der Psychotherapie wirklich geschah, was Patienten und Therapeuten damals taten, ändert schlagartig die Perspektive: Voller Überraschung stellen unsere Historiker fest, dass Psychotherapeuten und ihre Patienten oder Klienten in erster Linie miteinander redeten. Psychotherapie war kein Handwerk, eher schon Mundwerk. All die Handwerksmetaphern gerieten ins Wanken. Es erinnert eher an ein anderes Phänomen, das ebenfalls zu jener Zeit in war: die so genannten Talkshows im Fernsehen. Mehrere Personen reden miteinander über etwas, das alle zur Beteiligung anregt. Ob solch eine Veranstaltung anschließend als erfolgreich eingeschätzt wurde, hing anscheinend von der Kunstfertigkeit (und „Mund-Art“) des Interviewers und der Schlagfertigkeit des oder der Interviewten ab. Doch da schien es einen Unterschied zu geben: In dieser Art Shows versuchten offensichtlich alle Beteiligten, sich möglichst positiv darzustellen; es ging irgendwie darum, dem Publikum und dem Talkmaster zu gefallen. In Therapiesitzungen hingegen gab es relativ viele negative Selbstdarstellungen. Vielleicht weil es kein so großes Publikum gab oder Leiden dort besser gelitten war. Oder war die Selektion der Gesprächsteilnehmer einfach anders? Fragen über Fragen.

Sechs Personen suchen einen Autor

Luigi Pirandello hat einmal ein Stück mit diesem Titel geschrieben. In ihm suchen Schauspieler einen Autor, der ein Stück schreibt, das (zu) ihnen passt. So etwas Ähnliches schien in der

Therapie zu passieren: Man setzte sich zusammen, diskutierte die bisherigen Drehbuchentwürfe und sprach mögliche Änderungen und Alternativen durch. Und danach ging man nach Hause, um zu proben. Manchmal kamen die Guten mit sehr klaren Vorstellungen über die Rolle, die sie zu spielen gedachten, manchmal hatten sie ihren Text vergessen oder verloren oder überhaupt noch nie zu Gesicht bekommen; manche bestanden darauf, dass man ihnen genaue Texte und Regieanweisungen vorgab, andere wollten unbedingt improvisieren.

Die Rolle der Therapeuten, so schien es, war je nach therapeutischer Schule sehr verschieden: Da gab es eine Schule, deren Namen inzwischen leider in Vergessenheit geraten ist, die darauf bestand, dass alle diese Familienserien nach dem Muster von Tragödien aufzubauen seien. Andere wiederum versuchten, selbst aus den erschütterndsten Entwürfen noch Komödien mit einem Happy End zu machen. Die Bandbreite war riesig.

Um es kurz zu machen: Diese literarische Metapher ist die bislang letzte, die den Historikern in unserem Gedankenexperiment einfiel. Auch sie dürfte nur vorläufig sein. Aber sie hat auch für uns heute, wenn wir therapeutisch arbeiten wollen, einige praktische Vorteile. Sie erlaubt es uns, das Lesen von Romanen, das Betrachten von Soap-Operas im Fernsehen, das Ins-Kino-oder-ins-Theater-Gehen, das süchtige Verschlingen von Kriminal-, Arzt- oder Heimatromanen als Fortbildung zu betrachten. Wir machen uns dort vertraut mit den dramaturgischen Schemata, nach denen unsere Patienten ihre eigenen Geschichten schreiben. Und wir können uns dann entscheiden, inwieweit wir ihnen als Literaturkritiker und Mitautoren dabei behilflich sein können, für sie und ihr weiteres Leben noch vielfältigere und befriedigendere Drehbücher zu verfassen.

– Ende –
(vorläufig)

Über die Autoren

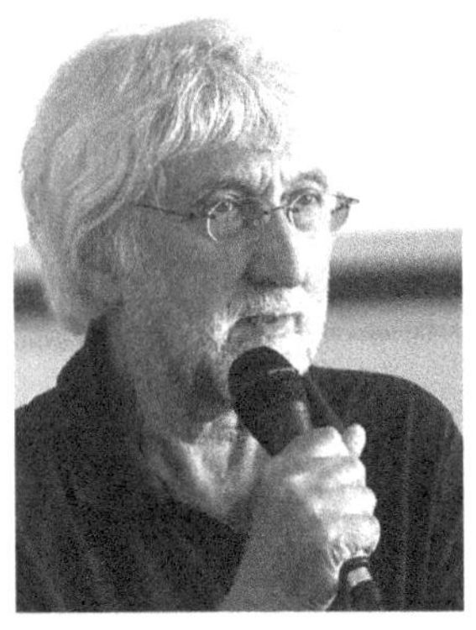

Fritz B. Simon, Dr. med., Univ.-Prof.; Studium der Medizin und Soziologie; Psychiater und Psychoanalytiker, systemischer Familientherapeut und Organisationsberater; Geschäftsführender Gesellschafter des Carl-Auer Verlags und der Simon, Weber and Friends Organisationsberatung GmbH, (Gründungs-)Professor (Führung und Organisation) am Institut für Familienunternehmen der Universität Witten/Herdecke. Forschungsschwerpunkt: Organisations- und Desorganisationsprozesse in psychischen und sozialen Systemen. Autor bzw. Herausgeber von ca. 300 wissenschaftlichen Fachartikeln und 34 Büchern, die in 15 Sprachen übersetzt sind.

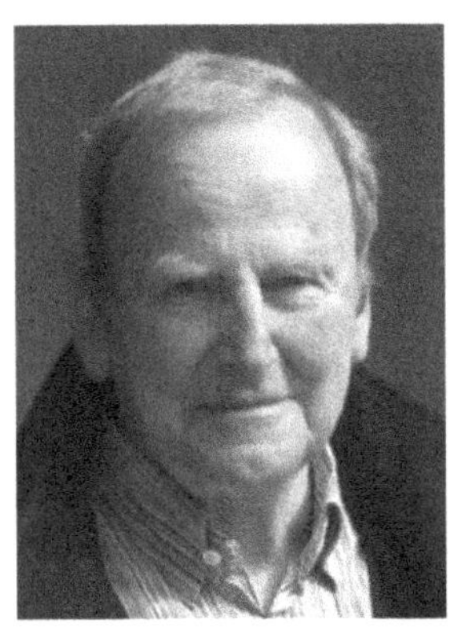

Gunthard Weber, Dr. med., Arzt für Psychiatrie und Psychotherapie, Systemischer (Familien-)Therapeut und Berater; Geschäftsführender Gesellschafter von Simon, Weber and Friends, Systemische Organisationsberatung GmbH und des Carl-Auer Verlags. Gründer der Internationalen Arbeitsgemeinschaft für Systemische Lösungen (IAG), Mitbegründer der Systemischen Gesellschaft (SG) und des Helm-Stierlin-Instituts Heidelberg (HSI). Gründer des Wieslocher Instituts für systemische Lösungen (WISL). Internationale Lehrtätigkeit. Autor und Herausgeber zahlreicher Veröffentlichungen. Sein Bestseller „Zweierlei Glück“ wurde in 20 Sprachen übersetzt.